パンデミック・シミュレーシ

感染症数理モデルの応用

大日康史／菅原民枝

tanQ
ブックス
1

技術評論社

本書の刊行にあたって

２００９年４月28日早朝。昨晩は世界保健機構（ＷＨＯ）によるフェーズ４宣言に備えての準備作業で徹夜作業になってしまいました。ぼーっとテレビを見上げていると旧知の福田氏がフェーズ４を発表。あ、いよいよ新型インフルエンザが公式に発生したのだな、と感慨にひたる暇もなく、本書の出版社に、対策に多忙であるために本書のために時間を割けないこと、また内容が現実と大幅にかい離するであろうこと、また、対策に専念すべき人間が出版作業をすすめていては多くの関係者や世間の誤解を招くだけであることから出版の中止を連絡し、快諾を得ました。３月末の時点で、すでに原稿は完成しており出版できる状態にあったのですが、校止などで手間取りずるずる長引いていました。しかしながら、状況が状況だけにすべてを断念し、本書は日の目を見ないこととなりました。

それから１カ月半後の６月12日、ＷＨＯによってフェーズ６が宣言されました。本来ですと、フェーズ６であれば、一段と緊張を増し、対策強化されるはずなのですが、幸いにして少なくとも国内での重症例はほとんどなく、また春先の流行であったことから、流行を完全にコントロールすることは無理としても、医療体制が崩壊するほどの大流行には今のところ至っていないことから、冷静にフェーズ6を受け止められています。今回の新型インフルエンザ（豚インフルエンザＨ１Ｎ１）の対策は、本書が論じている3月までの行動計画とは大幅にかい離して実施されています。その意味からも本書の内容は、今回の新型インフルエンザ（豚インフルエンザＨ１Ｎ１）対策について考えたものではなく、むしろその発生前の3月末の時点でどのように考えていたか、を記述したものになっています。いわば、本書はすでに遠い過去となった今回の新型インフルエンザ（豚インフルエンザＨ１Ｎ１）発生前の議論を記録した、いわば歴史書です。もし、今回の新型インフルエンザ（豚インフルエンザＨ１Ｎ１）対策を考えるにあたって本書を参考にしようという意図で手に取っていただいた読者がおられれば、残念ながら、ご期待におそらくはお応えできないことを率直に申し上げておきます。

しかしながら、歴史とはその現代的な意味を持つからこそ常に人々が立ち返り、それを記録した歴史書から過去の経験を学ぶものであると思います。本書もそうした歴史書としての価値は今なお有していると考えられ、出版の意図は当初とは大幅にずれながらも出版社の説得を受け入れ、刊行する運びとなりました。

歴史書としての本書の今日的意義は、少なくとも2点あると思われます。まず、対策の部分はともかくとしてシミュレーションの部分はこの冬の流行において、なお有効な予測であると考えられます。第二に、「今回の新型インフルエンザ（豚インフルエンザＨ１Ｎ１）は弱毒性であることから、強毒性を想定した2月17日に公表された行動計画は想定を大きく外れているために、それをそのまま実施することができない」、という認識が広まっていますが、筆者はこの認識は誤りであると考えます。２００９年2月17日に公表された行動計画での被害想定は過去3回のパンデミックであるスペインかぜ、アジアかぜ、香港かぜを想定していて、そもそも鳥インフルエンザのような強毒性を想定していません。たとえばScience誌上で公表されたメキシコでの流行に対するＷＨＯの評価*においても、それを日本に当てはめると３４００～４５００万人、死亡者数は10・3～67・5万人と、まさに行動計画が想定していた通り、あるいはそれ以上の被害を予測しています。つまり、２００９年2月17日に公表された行動計画での被害想定は、メキシコでの流行は十分に想定されていたと言えるでしょう。

　むろん、行動計画を硬直的に運用すべきであるとは露にも思っていません。むしろ、融通性に欠ける硬直的な行動計画の立て方の方に問題がある

---

* Christophe Fraser, Christl A. Donnelly, Simon Cauchemez, William P. Hanage, Maria D. Van Kerkhove, T. Deirdre Hollingsworth, Jamie Griffin, Rebecca F. Baggaley, Helen E. Jenkins, Emily J. Lyons, Thibaut Jombart, Wes R. Hinsley, Nicholas C. Grassly, Francois Balloux, Azra C. Ghani, Neil M. Ferguson; Pandemic Potential of a Strain of Influenza A (H1N1): Early Findings, Published online 11 May 2009; 10. 1126/Science. 1176062

のでしょう。硬直的な行動計画しか立てられず、またそれゆえに行動計画からはずれて対策を実施せざるを得ない、日本の危機管理体制に対する警鐘になれば、歴史書として本書の役割は十分果たしたことになると思います。今回の新型インフルエンザ（豚インフルエンザＨ１Ｎ１）に対する対応については多くの批判も当然ながら寄せられています。しかしながら、筆者の個人的な印象として概して言えば、検疫や保健所、医療機関、また都道府県、厚生労働省といった現場では献身的にその責務を果たしておられました。現場は極めて優秀です。問題はむしろ、その戦略にあると思われます。

最後に、冒頭申したように本書のほとんどの部分は３月末までに完了していました。ですから、今回の新型インフルエンザ（豚インフルエンザＨ１Ｎ１）発生以降筆者が本書のために時間を割いたのは、この小文とおわりにの追記のみです。当然のことながらそれ以外の全精力は新型インフルエンザ（豚インフルエンザＨ１Ｎ１）対策に傾けられていることをあえて申し添えます。

目次

ブックデザイン　人森裕二
カバーイラスト　タケウマ
編集・制作　水野昌彦

近年多くのマスコミで新型インフルエンザが取り上げられ、また（本書も含めて）出版物も出されているので、少なくとも本書を手に取って頂いた方は新型インフルエンザに対して何らかのイメージをお持ちだと思います。そのお持ちのイメージも、千差万別。もちろん、新型インフルエンザはまだ発生していないので、それが過大であるとも過少であるとも、現時点では誰も断定できません。でもだからといって手をこまねいているわけにもいきません。予想されていたのに、知っていたのに準備を怠ると、一市民としてもまた社会としても愚かであったと、後世から批判されることでしょう。一方で、悲惨な状況を想定して、全財産なげうって核シェルターを作り籠ったものの、結果的には流行も小規模でとどまってしまい世間の物笑いになる、という故事の杞憂さながらになるかもしれません。過大に恐れすぎず、また逆に侮りも禁物、適切に恐れ準備することが肝要です。

では、現代の日本社会において新型インフルエンザはどのように拡がっていくのでしょうか。また、それに対しての対策はどの程度有効なのでしょうか。さらにその対策の費用はどれぐらいに見積られるのでしょうか。もちろんまだ発生していない以上正確には分かり得ませんが、一定の条件のもとで予測される状況を想定しておくことは、新型インフルエンザを「適切に」恐れるためには必要不可欠です。それが本書で行う数理モデルに基づくシミュレーションです。

数理モデルに基づくシミュレーションとは、これまで分かっている知見、あるいは想定、あるいは仮定に基づいて、その地域での流行拡大を合理的に計算して予測する方法です。したがって実際に発生した新型インフルエンザの性質が、シミュレーションで想定や仮定されていた状況と同じである保証はどこにもなく、むしろ外れるのが当然です。したがって、実際に発生したら、その性質をいち早く情報収集し、シミュレーションをし直して、対策を再評価する、ことが大事になります。実際にアメリカでの行動計画では、国際機関と連携し、流行の疫学的性質やヒト−ヒト感染の効率を評価し、リアルタイムの数理モデルのためのパラメーターを得るとされています。* つまり、発生していない現段階から、発生時の行動計画の変更が予定されているわけです。残念ながら、日本の行動計画では、**

* U.S.Department of Health and Human Services, HHS Pandemic Influenza Plan, November 2005, p37

**行動計画・ガイドラインは http://www.cas.go.jp/jp/influenza/pubcom.html、専門家会議ガイドラインは http://www.mhlw.go.jp/shingi/2008/11/s1120-8.html 参照

表1　日本の行動計画における被害想定と、英国、米国との比較

	日本	英国	米国
罹患率[著者注]	25%（「新型インフルエンザ対策行動計画」による）	10%～50%[※2]	30%（学齢期の子ども40%、労働者20%）
致死率	0.5%～2.0%[※1]	0.4%～2.5%	0.2%～2.0%
欠勤率	20～40% ・最大40%程度の欠勤率 ・業種・地域により流行のピークに差がある（被害想定作成上の一つの仮定）	（記載なし）	・40%の欠勤率[※4] （重篤）⇒・数週間にわたり50%の欠勤率
欠勤期間	10日程度 （被害想定作成上の一つの仮定）	10日程度[※2]	（記載なし）
到達時間	海外で発生してから日本到達まで2～4週間程度 （被害想定作成上の一つの仮定）	海外で発生してから英国への侵入まで1カ月程度[※2]	（記載なし） 《参考》・米国到達まで約2カ月（米国コンサルティング企業RMS社の想定）
流行の波	流行は8週間程度[※1] ・国の介入により変わる可能性あり（流行のピークがなだらかで期間が長引くなど） ・地域により、流行のピークの大きさや時期に差が生じる可能性がある	15週間[※2]	2～3カ月の波が複数回生じる。コミュニティでの流行は、6～8週間続く

※1）「新型インフルエンザ対策行動計画」新型インフルエンザ及び鳥インフルエンザに関する関係省庁対策会議（平成21年2月改定）

※2）“A national framework for responding to an influenza pandemic”, Cabinet Office& Department of Health

※3）“HHS Pandemic Influenza Plan for the Health Sector”, U.S. Dept. of Health and Human Services

※4）“Preparedness, Response, and Recovery Guide for critical infrastructure and key resources”, homeland security council

出典：新型インフルエンザ及び鳥インフルエンザに関する関係省庁対策会議「新型インフルエンザ対策ガイドライン」平成21年2月17日

著者注：原典では「発症率」。本書では罹患率で統一しているので改変する。

状況を設定し、それに対した対策を検討しているだけで、その意味では柔軟性に欠けていると言わざるを得ません。

では日本の行動計画では新型インフルエンザに対し、どれぐらいの被害想定をしているのでしょうか。それが**表1**にまとめられています。

致死率や流行期間では幅が取られているものの、罹患率（流行を通じて感染し発病した人の割合）は25%で固定されています。

これらはいずれも過去の新型インフルエンザ（詳細は後述）の経験から参照されていますが、項目によって参照されている新型インフルエンザの種類が異なっています。たとえば、25%という罹患率と、ピークでの患者の人口比（有病率）が2割というのは異なる新型インフルエンザの流行からの引用です。ある日2割の人が熱を出している状況で、流行全体ではわずか25%にとどまるというのはきわめて奇妙な流行形態です。したがって、政府の行動計画での被害想定はある想定された新型インフルエンザの影響ではなく、過去の複数の新型インフルエンザ流行時の状況を組み合わせたものになっています。

むしろ本書ではこうした政府の想定は参考にしつつも、必ずしもそれにとらわれずに、一定の想定と仮定のもとでどのように感染が拡大するかを検討します。

その想定の一つとして本書では、冬季に新型インフルエンザが発生して日本に侵入した状況を想定することにします。この想定は、たとえば春先やあるいは秋口に侵入した場合よりもインフルエンザの流行に適した季節での侵入であるので、より流行規模は拡大すると予想されます。その場合に、政府の行動計画よりもはるかに多くの患者が発生することもあり得ます。ではどちらが間違って、どちらが妥当なのでしょうか。

まだ発生もしていないものの予測なので、どちらが正しくて、どちらが間違っている、という関係ではあり得ません。言ってしまえば両方とも間違っている、というのが正しい見方かもしれません。肝心なのはむしろその情報をどのように生かすかの違いだと言っていいかもしれません。政府の行動計画における罹患率25％というのは、25％以上の患者が発生しない、あるいは25％以下ではあり得ないという断定的な意味ではなく、まずは人口の25％の患者が発生した時にどのように対応するか、という一種の努力目標の値であると考えるべきでしょう。当然ながら、25％の罹患率に対応できない社会が30％やあるいはそれ以上の患者が発生した時に対応できるわけがありません。まずは25％の患者発生に耐えられる計画を立てることが政府としては急務である、という決意表明だと思われます。

逆に、シミュレーションの結果も断定的ではありません。たとえば、患者と接触した場合でも、感染するかどうかは確率的であり、必ず感染するわけではありません。まったく同じ想定や仮定でシミュレーションを行っても、まったく同じ状況で感染する場合もあれば感染しない場合もあり得ます。仮に100回シミュレーションを行えば100回異なる結果が出ます。中には大流行を引き起こすことなく、家族にうつしただけで感染拡大が止まるようなシミュレーションになることも決して珍しくありません。そのような流行に至らない場合には、仮に発生していたとしてもそれに気づかない可能性が非常に高いので無視せざるを得ませんが、いずれにしても、たとえば100回であれば100回のシミュレーションを行って、その平均的な状態をもって評価すべきです。残念ながら、研究予算がほとんどない現状では、そこまでの計算能力を活用することはできていません。したがって、本書では1回のシミュレーションの結果をもって議論しています。このことは結果を解釈する上で気をつけなければならない限界です。

ただし、後述するようにシミュレーションの裏に少なくとも1万人以上の人々の行動パターンをデータとして用いているために、いったん大流行になればシミュレーション毎に生じ得る結果の「ゆらぎ」は比較的小さいのです。ただ、誰が最初に感染するかによって大流行が始まるタイミングはかなりぶれます。考えてみれば、家族も多く、満員の通勤電車に長時間揺られ、職場でも多くの人と接する人が最初の患者であるのと、単身で自宅で仕事をし、ほとんど誰とも直接話すことが少ないような仕事をしている方が最初の患者であるのとでは、最初の患者から感染する人数がかなり違います。後者の場合には、大流行に至らずその最初の患者だけで止まってしまう可能性すら高いでしょう。

このように、最初の患者が誰かによって早く大流行が始まる場合や、なかなか大流行が始まらない場合がありますが、いったん大流行が始まればその後のパターンはほぼ同じです。したがって、本書でのシミュレーションではランダムに最初の患者を選ぶのではなく、むしろ固定したシナリオに基づいて行っています。これも一つの想定です。この最初の患者に関する想定が変われば、当然その後の大流行が始まる時期は異なります。

いずれにしても、そのような想定や仮定の結果としてシミュレーションがあるので、その結果自身を絶対視することは非常に危険です。むしろ、たとえばある対策を実施したら患者数を大幅に減らすことができるのか、あるいは効果が薄く患者数は大きく減少させられないのか、といった質的な結論を得ることの方がより重要ですし、意味がある見方です。そのような解釈の上での限界を肝に銘じて、本書を読み進めていただければと願っております。

本書はそうした新型インフルエンザの拡大の様子を、コンピューター・シミュレーションを駆使して推測している最新の研究を紹介します。そうして共通の認識に立った上で、どう対応するのかを、自治体や国においてはもちろんのこと、企業でも、家庭でも、そして個人としても考えていただく際の一助になれば、望外の喜びです。

パラパラ漫画の解説

シミュレーション結果を GIS（地図情報）で表現しています。紙面の都合で、首都圏を対象としたシナリオを２つ紹介します。前半は対策を何もしなかった場合です。後半は対策として学校の休校と外出自粛（40%）を実施した場合です。シナリオの設定は第4章を参考にしてください。

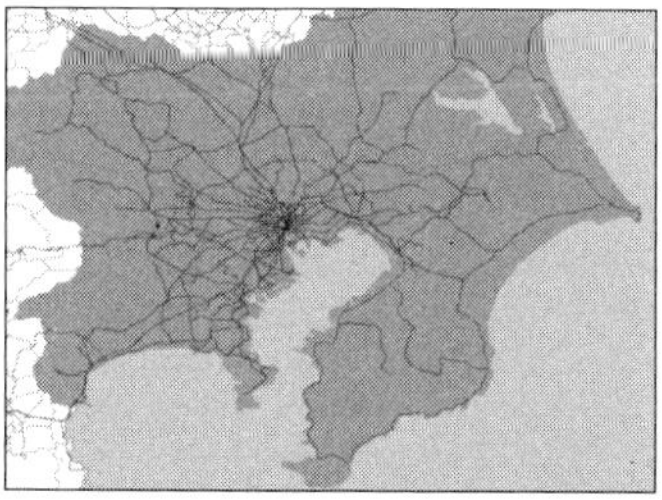

対策なし

4日目

第1章 新型インフルエンザとは

発生メカニズム

インフルエンザウイルスの種類と「新型インフルエンザ」

このところ、「新型インフルエンザ」あるいは「パンデミック」という言葉を耳にする機会が増えていると思います。

これらは、毎年冬に流行する「インフルエンザ」と、どのように違うのでしょうか。実は、「新型インフルエンザ」の病原体も、国内では茨城県他で発生して多くのニワトリが処分された「鳥インフルエンザ」の病原体も、現在東南アジアで鳥からヒトに感染し多くの人を死に至らしめている「鳥インフルエンザ」の病原体も、２００７年8月に36年ぶりに感染した競走馬が確認され競馬を中止に追い込んだ「馬インフルエンザ」の病原体も、そして毎年冬に流行する「インフルエンザ」の病原体も、同じ〝インフルエンザウイルス〟に分類されている仲間です。もちろん、細かい性質がそれぞれ異なります。

インフルエンザウイルスは、まずA型、B型、C型に分けられます。次にA型は二つのインフルエンザウイルスを特徴づけるたんぱく質、HとNで分類されます。Hはヘモグロチニン、Nはノイラミターゼの頭文字です。両者ともインフルエンザウイルスの外側にウニのとげの様にはえているたんぱく質です。ヘモグロチニンは、インフルエンザウイルスがヒトなどの細胞内に侵入する際にその細胞膜に取り付き穴をあけてインフルエンザウイルスのＲＮＡを細胞内に送り込む役割を果たしており、この種別として16種類が知られています。ノイラミターゼは逆に、細胞内で増殖されたＲＮＡが細胞から外にインフルエンザウイルスとして飛び出す際に、細胞とインフルエンザウイルスを切り離し、インフルエンザウイルスが自由に新たな細胞や、あるいは感染者を求めて飛び出せるようにするたんぱく質で、９種類あることが知られています。タミフルはこのノイラミターゼにとりついてその働きを阻害し、いわばインフルエンザウイルスを細胞内に閉じ込め、増殖を抑制する機序により、インフルエンザの発症を予防したり、あるいは軽症化する効果を発揮します。２００８年末から世間を騒がせたタミフル耐性のインフルエンザウイルスの出現は、このノイラミターゼが少し変化し、タミフルがノイラミターゼにとりつけなくなったために、タミフルが効かなくなったわけです。このように薬と病原体は互いに、その活動を阻害したり、あるいはその影響から逃れようと、しのぎを削っているわけです。

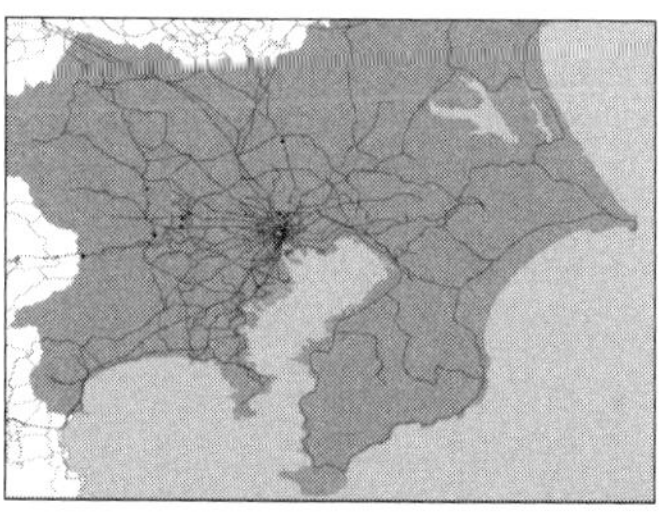
対策なし
5日目

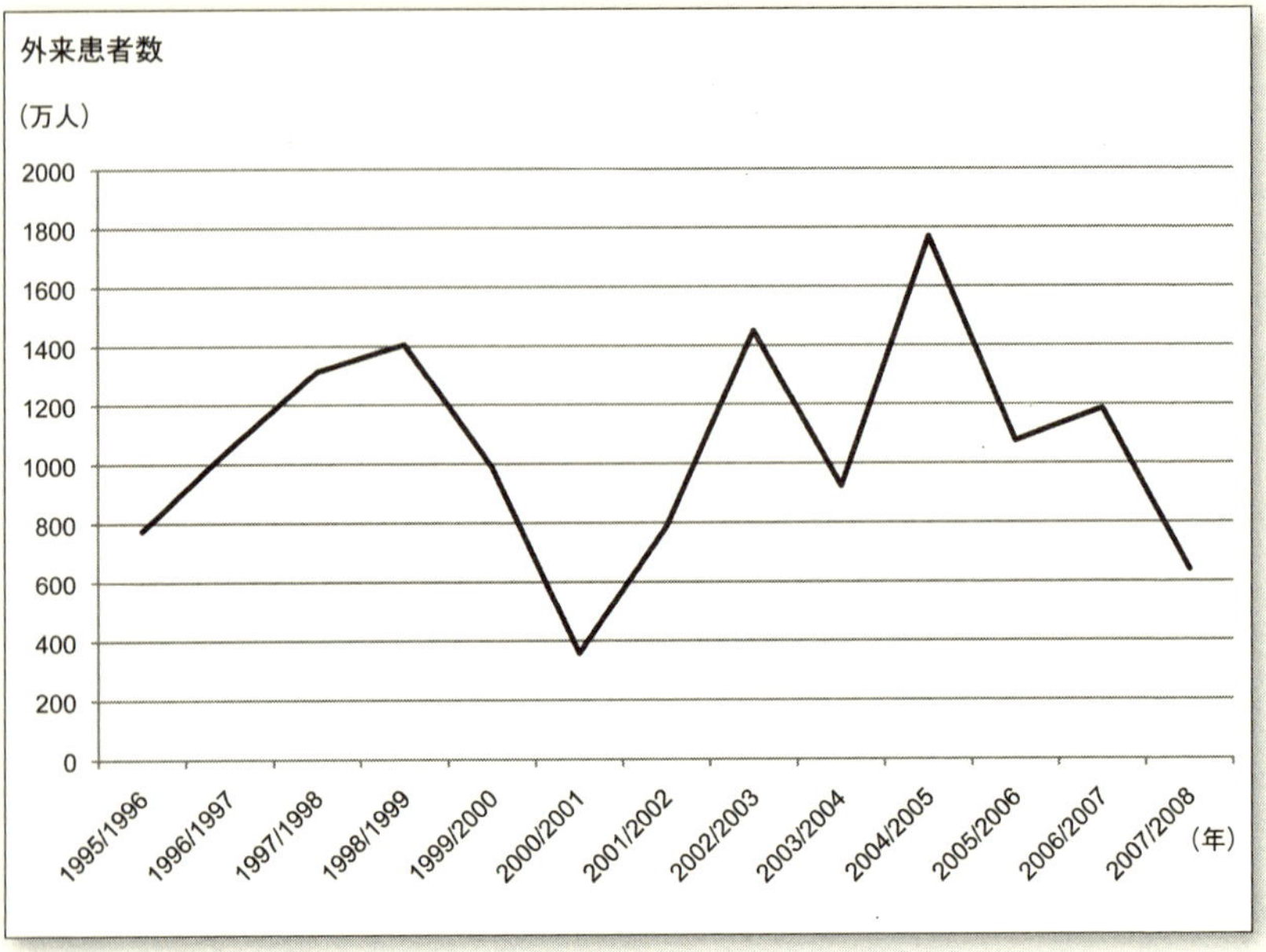

図１　季節性インフルエンザの外来患者数

ですからA型は、１４４種類のインフルエンザウイルスに分けられるのです。たとえば、茨城県他で発生した「鳥インフルエンザ」の病原体はA型H５N２、東南アジアで鳥からヒトに感染している「鳥インフルエンザ」の病原体はA型H５N１、２００７年競馬を中止に追い込んだ「馬インフルエンザ」の病原体はA型H７N７とA型H３N８、そして毎年冬に流行する「インフルエンザ」の病原体はA型H１N１、A型H３N２およびB型です。

インフルエンザウイルスの亜型ごとに、感染し流行を起こしやすい動物の種が決まっているのが特徴です。

動物の種ごとの特性が異なることによって、あるいは種の壁によって、動物のある種から別の種へのインフルエンザウイルスの侵入が防がれています。インフルエンザウイルスにとって、そう簡単には乗り越えられない障害ということで「種の壁」と呼んでいます。

「新型インフルエンザ」は、これまでヒトでは流行を起こしていなかったインフルエンザウイルスの亜型が大流行を引き起こす、つまり、人類がこれまで経験していない亜型がヒトの世界に侵入し大流行を引き起こすことを指します。そのような「新型インフルエンザ」の大流行を「パンデミック」と呼んでいます。

季節性インフルエンザ

冬のインフルエンザの患者数と超過死亡者数

パンデミックの被害想定を理解するための一助として、毎年冬のインフルエンザの流行規模、インパクトを紹介しておきましょう。

図１は１９９５／１９９６シーズンから２００７／２００８シーズンまでの13年間における外来患者数を示しています。平均的には１０００万人、全国民の10％弱が受診している勘定です。流行した２００４／２００５シーズンには１８００万人

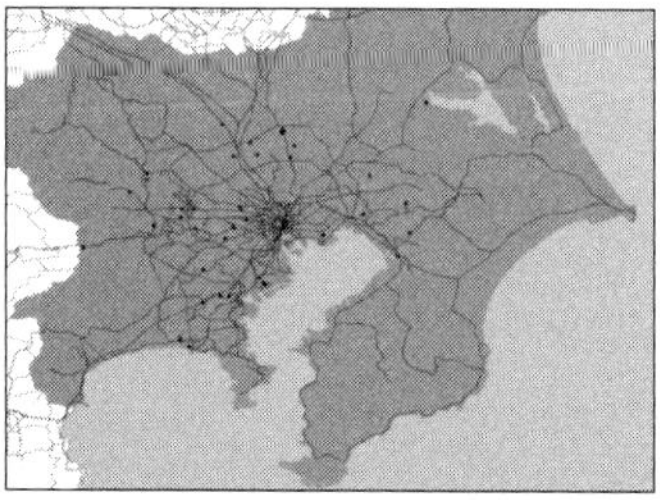

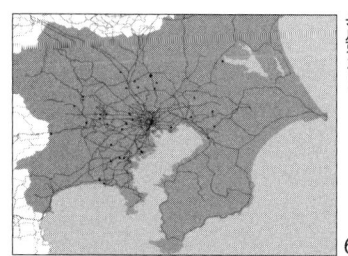

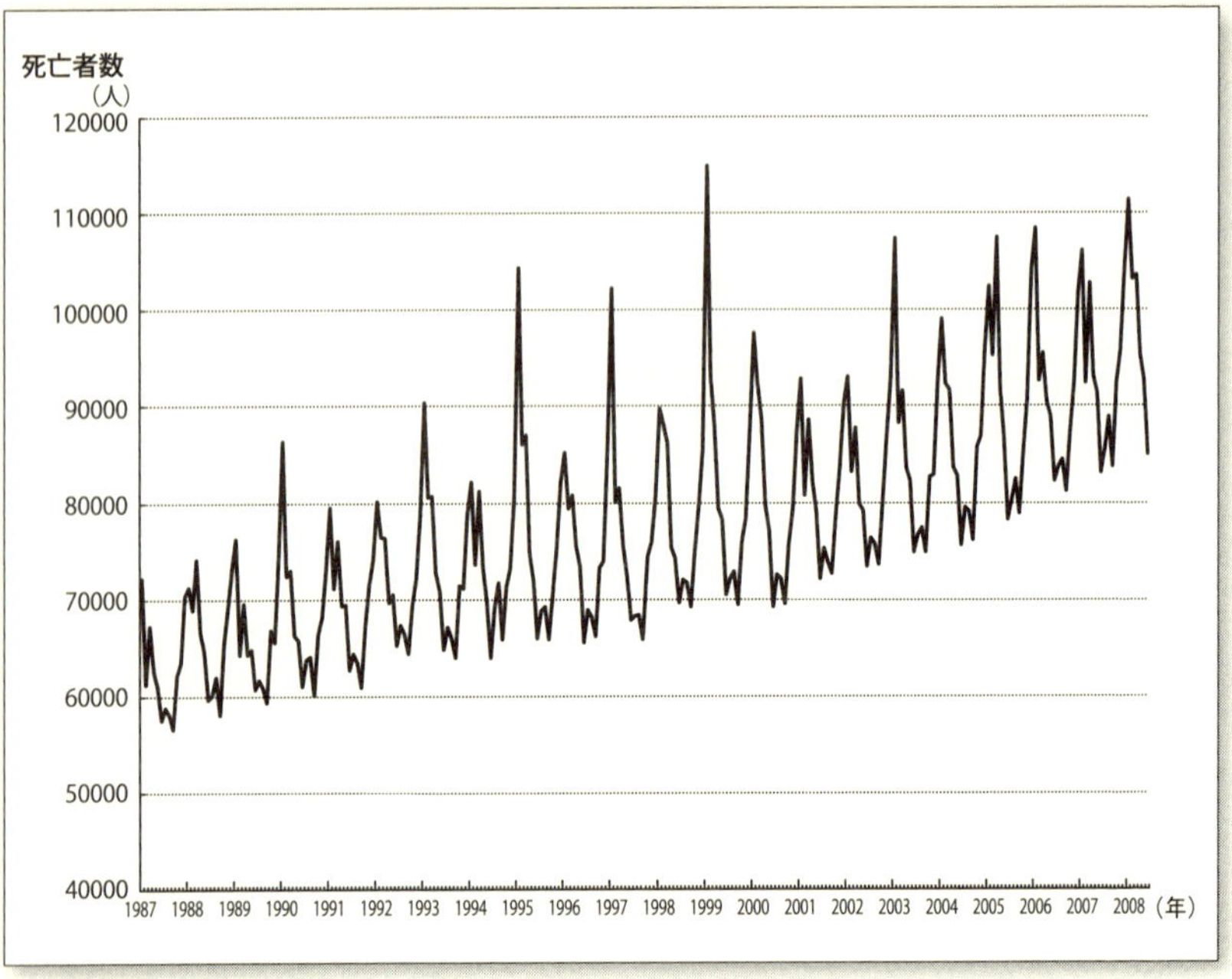

図２　総死亡者数

弱の受診者が推定されています。

一方で２００７／２００８シーズンでは、流行規模はこの13年間では２０００／２００１シーズンに次いで少なく、６３９万人が受診したと推定されています。

他方で、図２にこの21年間の月々の死亡者数を示します。冬季に増加するパターンをきれいに描きながら、また流行の大小が見てとれます。そこに、インフルエンザの流行がなければ実現したであろう推定死亡者数を当てはめ、そこから実際の死亡者数が上回った場合にその差を持って、インフルエンザに関連した死亡者数を推定します。これを「超過死亡」と呼んでいます。

このような間接的な推定によらざるを得ないのは、死亡統計の不備によります。死亡届けには、死亡と関連したであろう死因が数種類報告されますが、死亡統計ではその最も原因になった原死因のみが記載されます。原死因としてインフルエンザが記載されるのは、年間で数百例、多い年でも１０００例程度です。したがって、原死因としてインフルエンザは、インフルエンザ流行によって生じた死亡の氷山の一角をとらえているにすぎません。その全体像をとらえているのが超過死亡です。超過死亡は、確かに一例一例の死亡におけるインフルエンザの関連を検討しているわけではありません。しかし、図２に示されているような、各シーズンによって冬季の死亡者数が顕著に異なる原因は、インフルエンザの流行以外には考えにくいために、インフルエンザの流行と関連があると推定されています。

図３には、超過死亡者数のみを示しています。この図によると、平均的には1万人程度の人がインフルエンザの流行によって死亡しています。また流行規模が小さかった年にはほぼ0になります。２００７／２００８シーズンでは、流行規模は６００人強にとどまりました。超過死亡数も、この10年で2番目に小規模な流行でした。

インフルエンザの流行がなければ実現したであろう推定死亡者数には様々なモデ

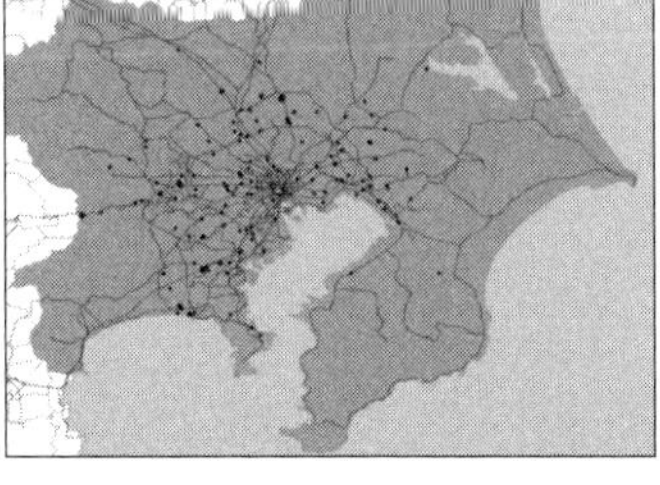

対策なし

7日目

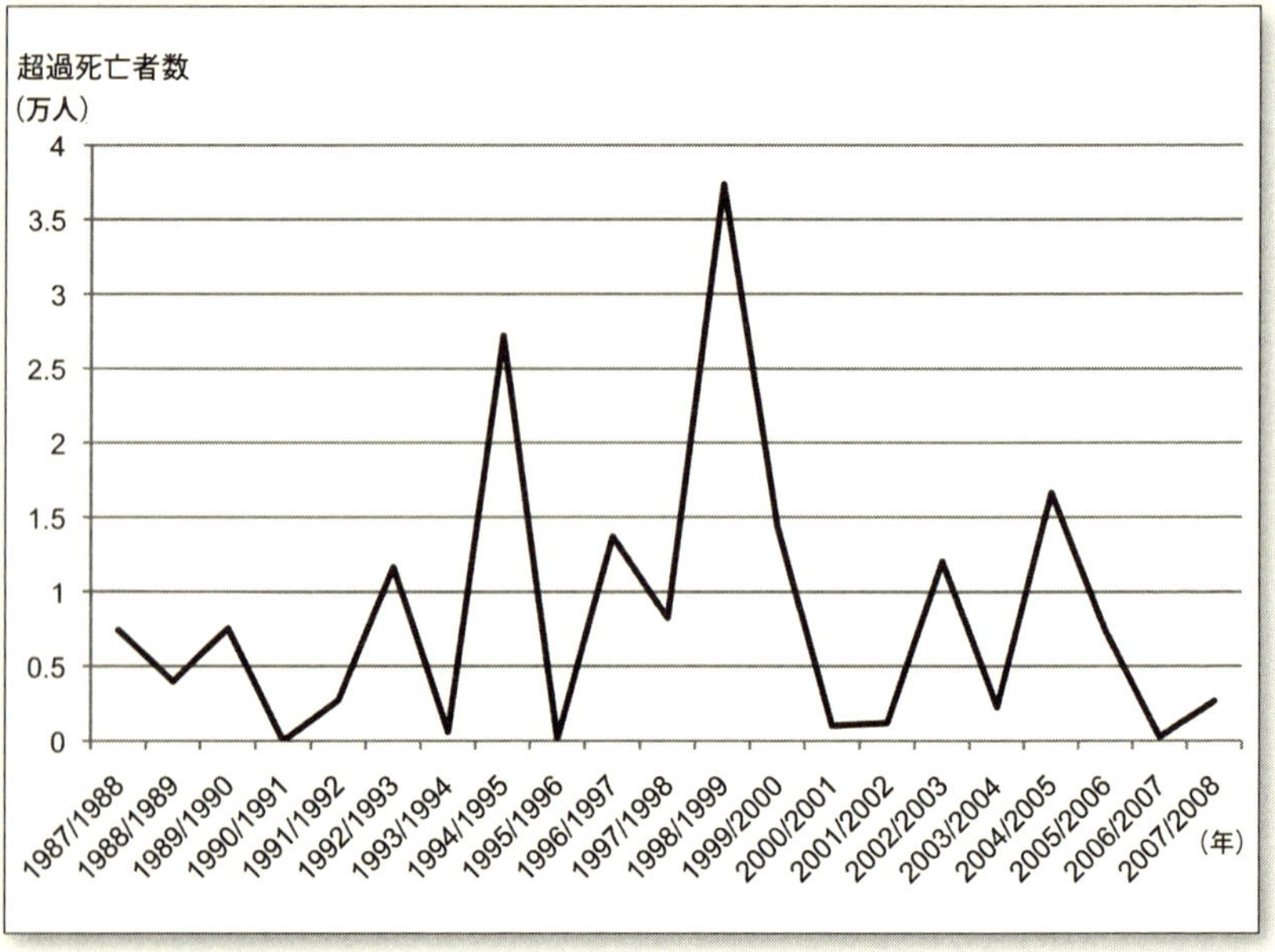

図３　超過死亡者数

ルが提唱されています。日本では「感染研モデル」（文献1）が用いられており、毎年シーズン後に公表されています（文献2〜5）。また、死亡統計の取りまとめ公表には時間を要するために、超過死亡の公表は、シーズン後、それも数カ月たった時点になります。これでは、インフルエンザシーズンの最中にはデータを活用して、さらに対策に結びつけることはできません。そこで、政令指定都市と東京特別区の、しかも冬季のみに限定されていますが、インフルエンザ関連死亡迅速把握システムが稼働し、公表されています。*この

＊ http://idsc.nih.go.jp/disease/influenza/inf-rpd/index-rpd.html

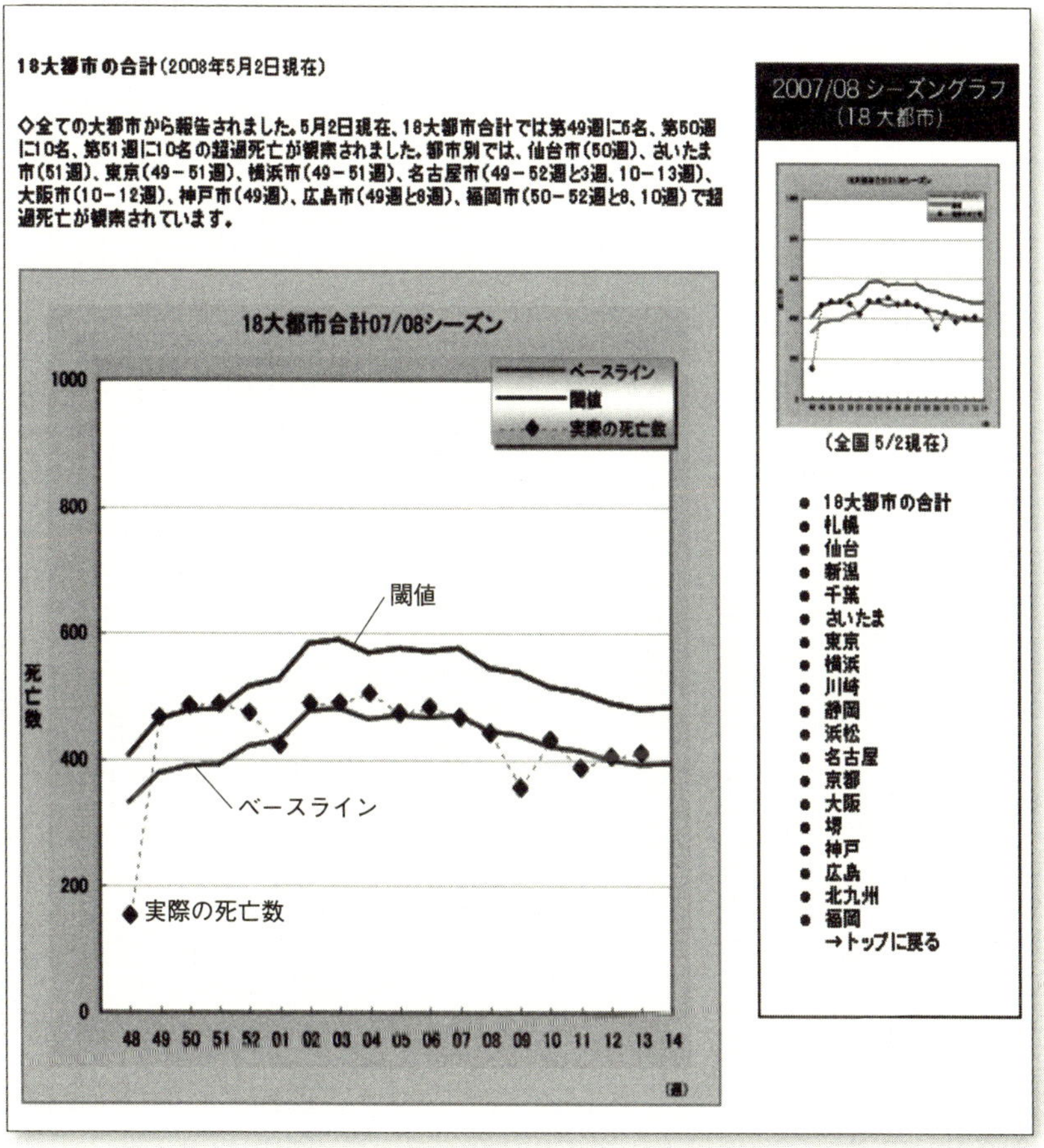

図4　インフルエンザ関連死亡迅速把握システム
http://idsc.nih.go.jp/disease/influenza/inf-rpd/index-rpd.html

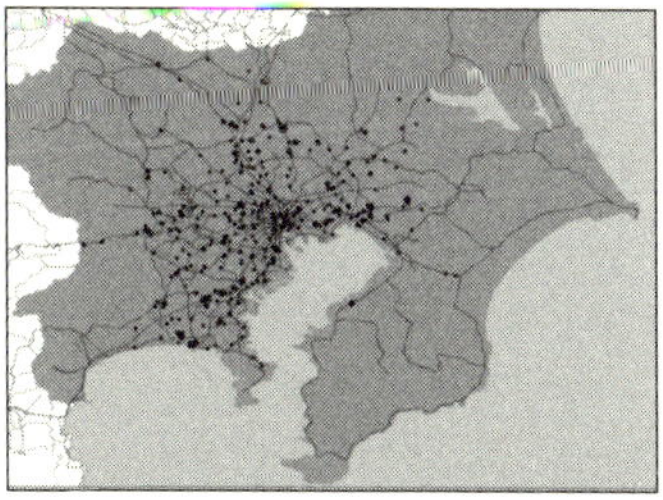

対策なし

8日目

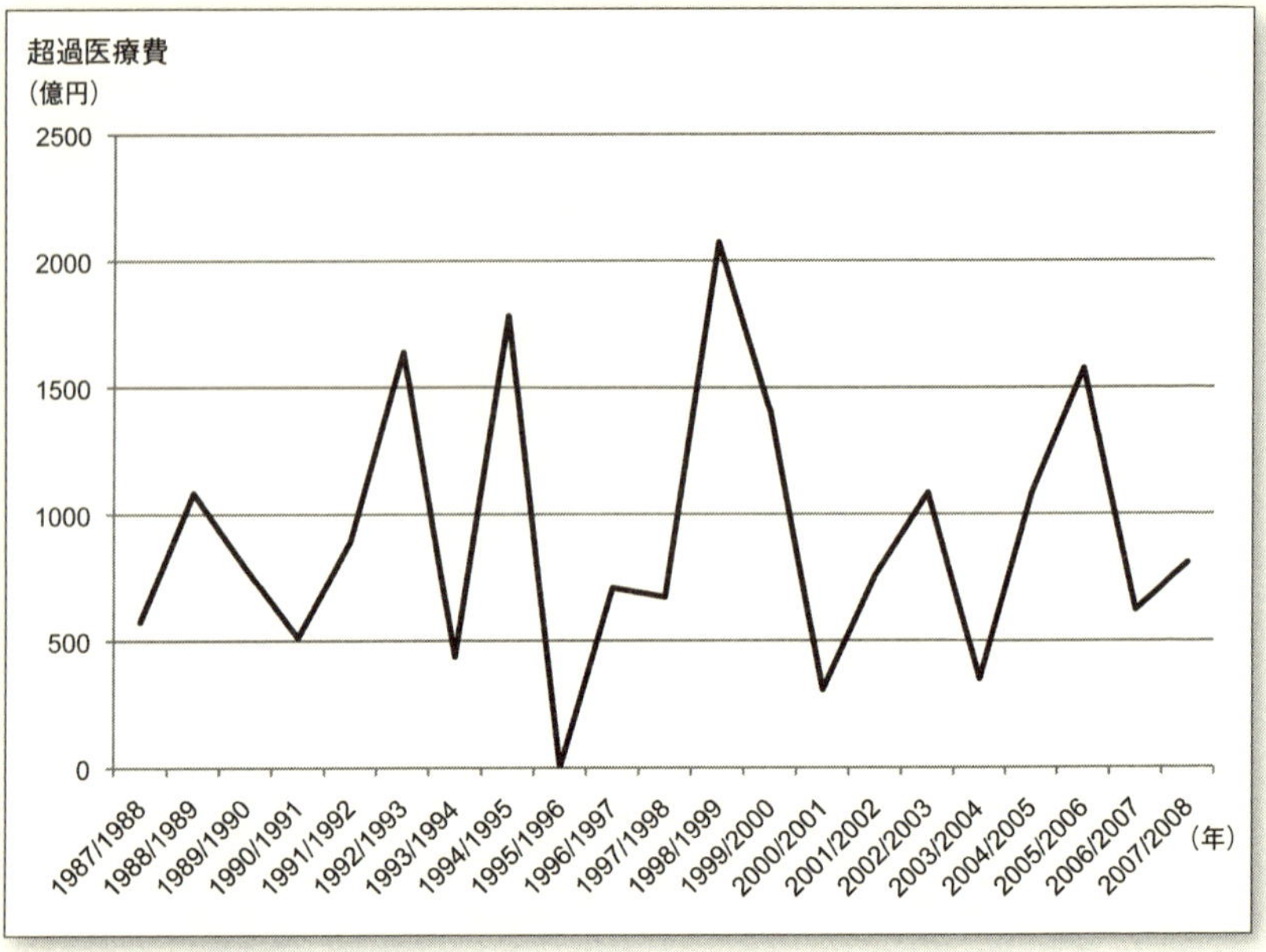

図５　超過医療費（億円）

システムでは死亡からほぼ2～3週間後には状況を把握することができます。図4は、先の2007／2008シーズン当時の還元HPのトップ画面で、政令指定都市と東京特別区合計での超過死亡数を示しています。

インフルエンザの医療費

インフルエンザの流行と関連して支出された医療費を示したのが図5です。ただし、ここでも超過死亡と同様に、インフルエンザに関連した医療費を明確には定義できないために、超過死亡者数と医療費との安定的な関係から導き

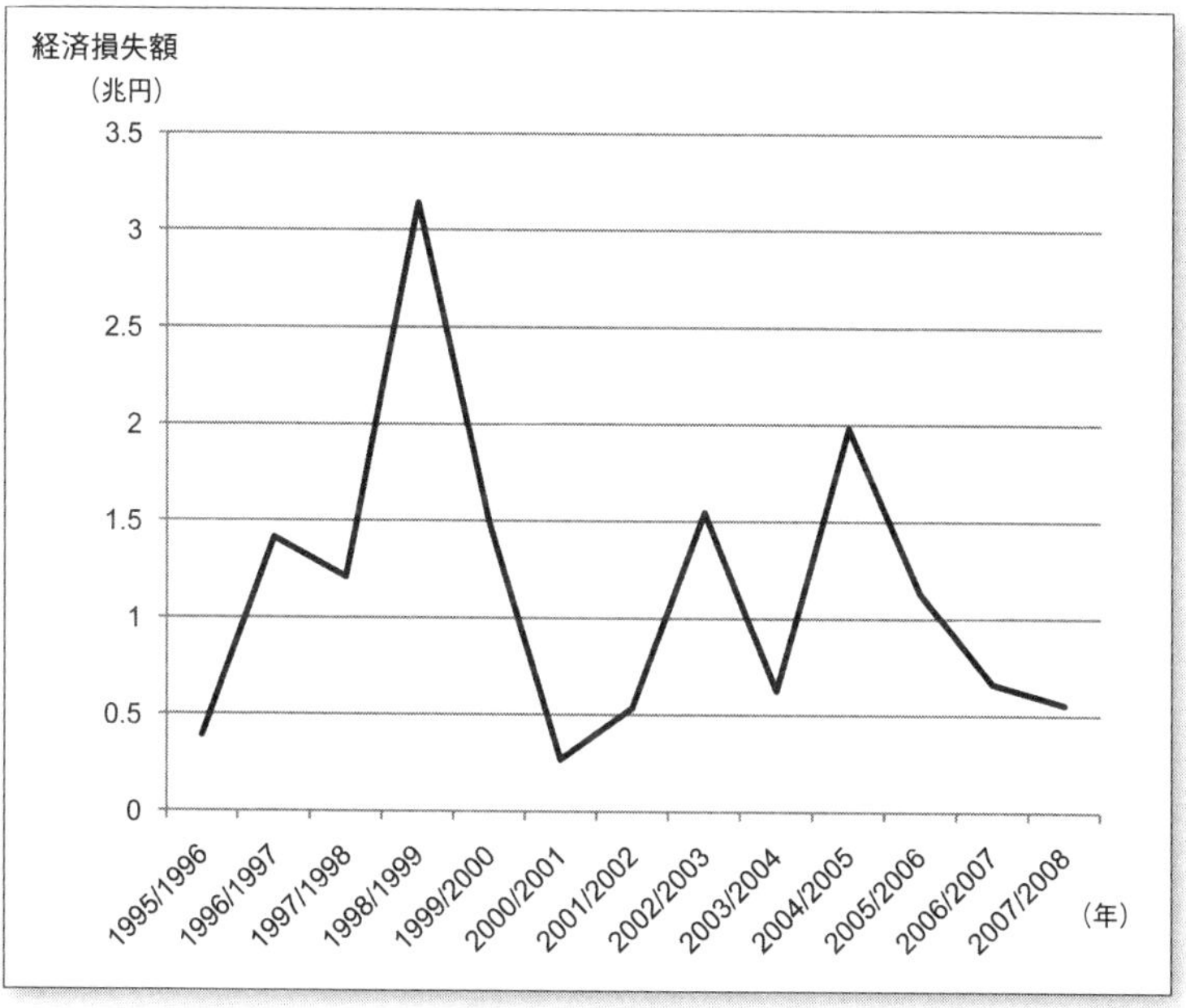

図６　インフルエンザによる経済損失額（兆円）

出されます。これによると平均的には1000億円、最大では2000億円がインフルエンザと関連して支出されています。

　これらの社会的なインパクトを疾病負担としてまとめたのが図6です。最大では約3兆円、平均的には約1兆円の損失が発生しています。このように季節性インフルエンザも決して無視できない、重篤な感染症であると言えるでしょう。ましてやパンデミックになれば、その数十

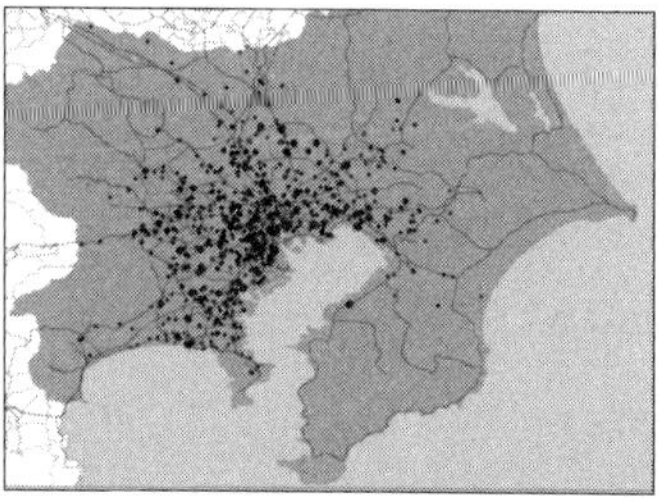

対策なし

9日目

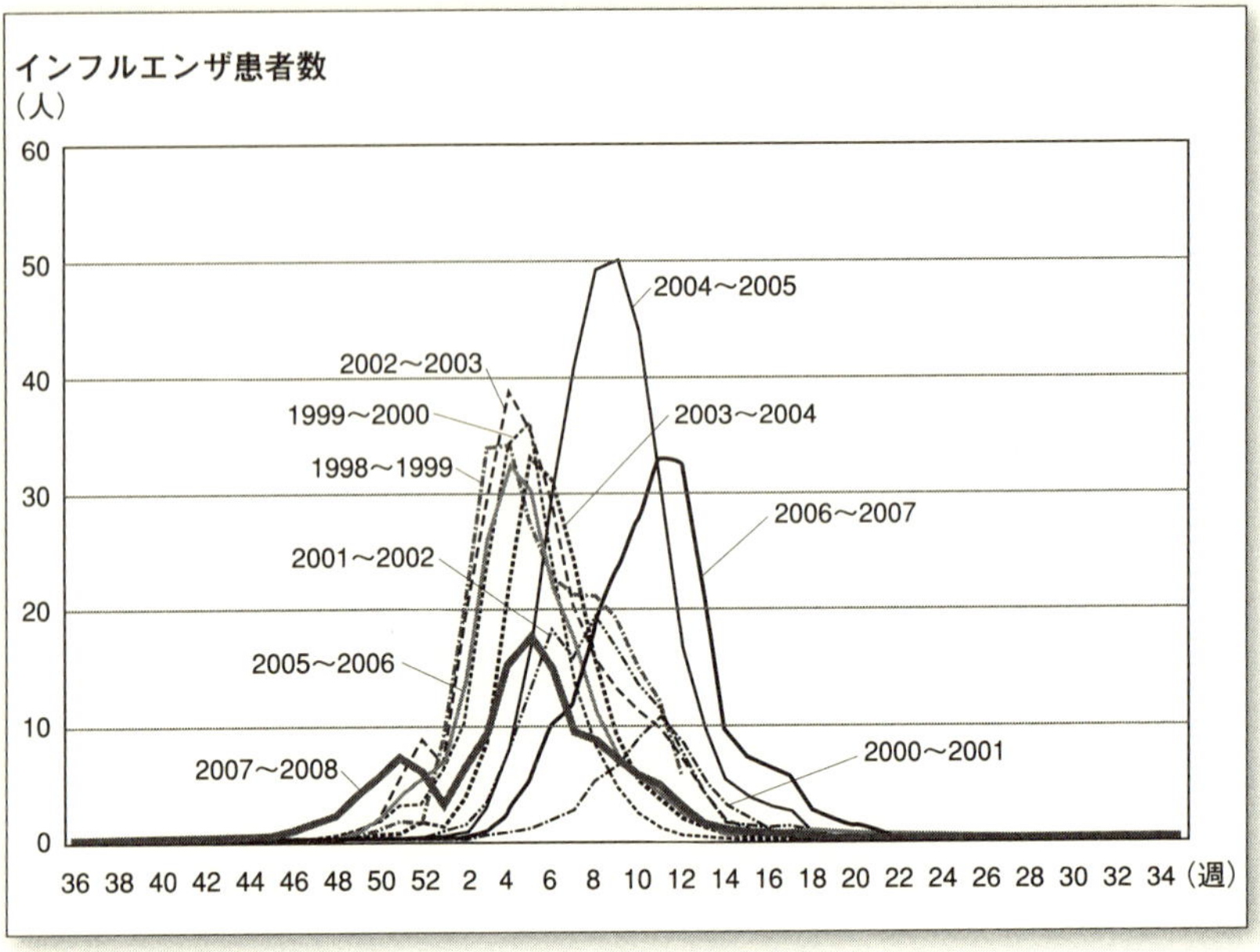

図7　医療機関当たり平均インフルエンザ患者数／週

倍の被害も想定されます。

過去のパンデミックとそのインパクト

20世紀には3回のパンデミックを人類は経験しました。１９１８年のスペインかぜ、１９５７年のアジアかぜ、１９６８年の香港かぜです。

スペインかぜの病原体はＡ型Ｈ１Ｎ１、アジアかぜの病原体はＡ型Ｈ２Ｎ２、香港かぜの病原体はＡ型Ｈ３Ｎ２の亜型でした。それまでに流行していなかった病原体がヒトの世界に侵入し、大流行を引き起こしました。

アジアかぜの病原体のＡ型Ｈ２

Ｎ２はその後ヒトの世界での流行はなくなりましたが、スペインかぜの病原体であるＡ型Ｈ１Ｎ１と香港かぜの病原体であるＡ型Ｈ３Ｎ２は、前述の通り、毎年のように流行しています。特にＡ型Ｈ１Ｎ１は、この10年間に大きな流行がなかったので、２００７年末に流行が始まったとき、それまでの流行を受けていない（曝露を受けていない）10歳未満での大きな流行が懸念されていました。結果的には、２００７／２００８シーズンのインフルエンザの流行曲線は、12月に流行が始まったため、冬休みによって勢いを失い、年が明けても10年来最小の流行となりました（図７参照）。

３回のパンデミックの中でも、特にスペインかぜのインパクトは甚大でした。全世界で、少なくとも４０００万人、あるいはそれ以上死亡者を出したと言われています。当時の人口は現在の約半分なので、実に１％以上の人が死亡した計算になります。ただし、１９１８年当時は第一次世界大戦の頃なので、世界的には現在ほど統計が整備されておらず、正確な人口も死亡者数も不明なので、あくまで推測です。他方で、アメリカの一部の都市や日本では人口や死亡者数が比較的正確に把握されていますので、当時の記録を振り返ることができます。

図８のグラフは、日本でのインフルエンザの流行によって生じた死亡の１００年間の動向が示されています。１９１８年当時のスペインかぜの流行が、抜きん出て

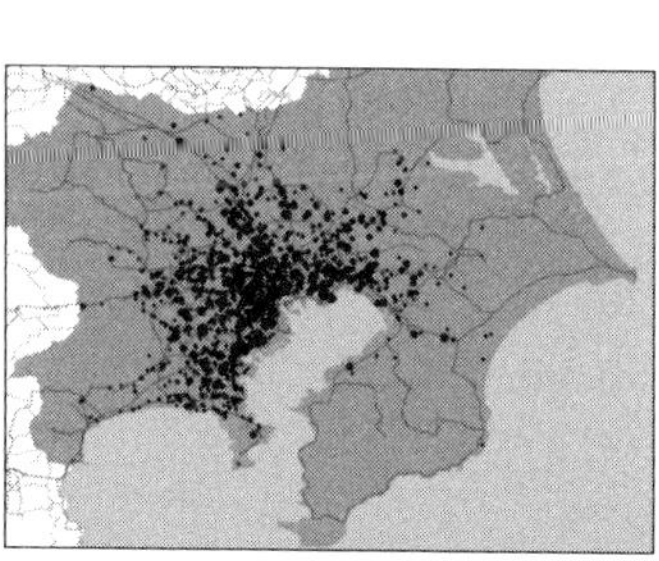

対策なし

10日目

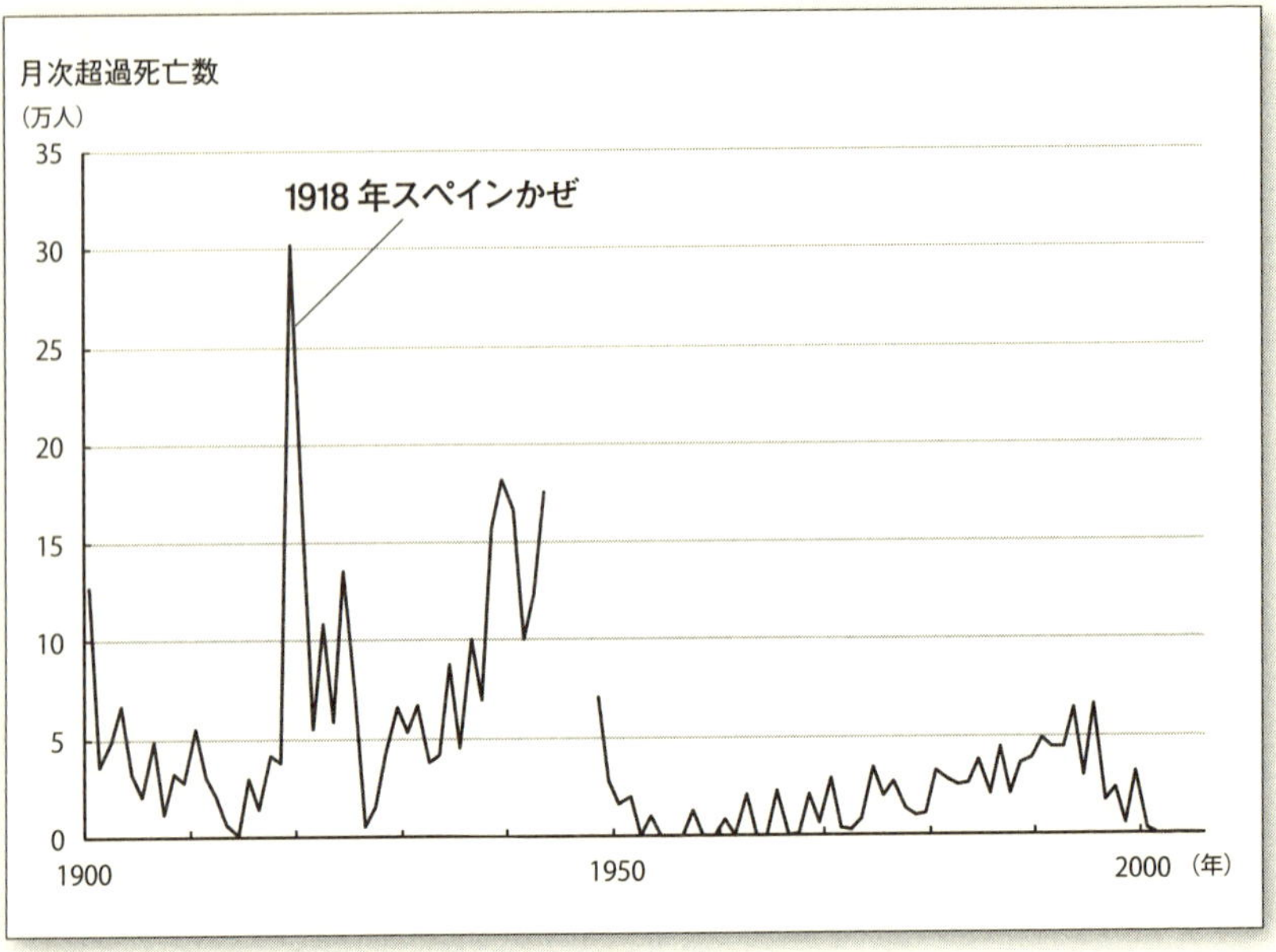

図８　100 年間の月次超過死亡数

大きなインパクトを持っていたのが一目で分かります。日本だけでも１カ月に30万人にも達しています。特に日本では、当時の新聞報道によると実に人口の40～50％が罹患したと報じられています。アジアかぜ、香港かぜは、日本におけるインパクトは、スペインかぜと比べるとはるかに小規模（図８参照）でしたが、全世界では最大４００万人が死亡したとされています。

パンデミックとして大流行した亜型は、やがて病原性が低下し、代わってパンデミックと比べれば小規模な、しかしながら毎年の流行をするようになります。前述したように現在毎年流行しているインフルエンザウイルスはそれぞれスペインかぜ、香港かぜの末裔に当たります。アジアかぜのＡ型Ｈ２Ｎ２は、ヒトでの流行は見られなくなりました。Ａ型Ｈ１Ｎ１も、ヒトでの流行は消失したとされていたのですが、１９７０年にソ連で再燃がありました。そのために今でもマスコミなどではＡ型Ｈ１Ｎ１のことを「Ａソ連型」と呼んでいます。ちなみに、Ａ型Ｈ３Ｎ２はいわゆる「Ａ香港型」です。

「種の壁」

現時点では、Ａ型Ｈ５Ｎ１のヒトへの侵入は防がれています。このヒトへの侵入を防いでいることを、「種の壁」と言います。ではどのようにして、「種の壁」を乗り越えてくるのでしょうか。あるいは、「種の壁」は、どれほど強固なのでしょうか。それには二つのルートが考えられています。一つは「突然変異」です。二つ目は「遺伝子再集合」です。

インフルエンザウイルスは「ＲＮＡウイルス」です。遺伝子情報を、ＲＮＡの形で次の世代に伝えています。他方で、ヒトを含め高等な生物は、遺伝子情報をＤＮＡの形で保持しています。ＤＮＡとＲＮＡの違いは、４種類の核酸の配列が２本鎖であるか１本鎖であるかの違いです。ＤＮＡは、２本鎖です。２本鎖であれば結合

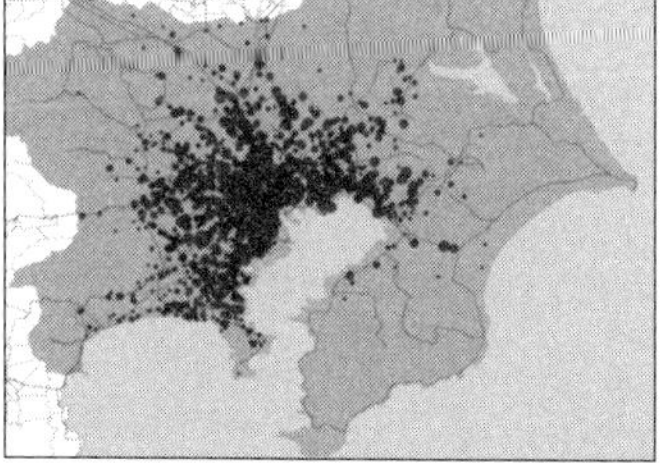
対策なし
11日目

する核酸の組み合わせが決まっていることから、コピーミスが生じた場合にそれを修復することができます。他方でＲＮＡは1本鎖であるために、コピーミスを訂正する機能がありません。したがって、ＲＮＡがコピーされるたびに、ある確率で遺伝子情報が変異していきます。これを「突然変異」と言います。

突然変異が、たとえばヒトの体温や、ヒトの生物学的な特徴や社会に適した感染様式や感染部位に適合するような形で発生した場合に、そのウイルスは「種の壁」を乗り越えることができます。そして、そのウイルスは、ヒトの世界に侵入することができ、大流行を起こすことによって多くの子孫を残すことができます。もちろん、ヒトも突然変異で進化してきたわけですが、そのスピードが違います。インフルエンザウイルスは、コピーミスを修復しないために、修復しているヒトと比べて格段に早く進化します。一説には１００万倍の差があるとされています。

これはたとえば、ボードゲームの「人生ゲーム」(©TAKARA TOMY)を、インフルエンザウイルスとヒトが行っている場面を想像してください。1秒間に1回ルーレットを回してコマを進めているインフルエンザウイルスに対して、ヒトは10日に1回ルーレットを回してのんびりゲームを進めているようなものです。

現在、20世紀の3回のパンデミックから40～80年を経過していますが、その間にインフルエンザウイルスは、ヒトの歴史では７０００万年に相当する進化を遂げているとされています。

７０００万年前には、ヒトという種はまだ発生しておらず、ツパイのような原始的な猿であった時代です。そうした猛烈な速度で進化し続けるインフルエンザウイルスにとって、「種の壁」を越えることは簡単なことで、現在まだＡ型Ｈ５Ｎ１が越えられていないというのは、単なる幸運なのかもしれません。

突然変異とともに、もう一つの「種の壁」を乗り越える方法と目されているのが、遺伝子再集合です。

現在はヒトに適合していないインフルエンザウイルス（たとえば現在の鳥インフルエンザとしてのＡ型Ｈ５Ｎ１）と、現在ヒトに適合しているインフルエンザウイルス（たとえばＡ型Ｈ３Ｎ２）の両方に、偶然に同時に感染した個体において、それぞれの遺伝子の情報が交換されて、その両方の性質を兼ね備えたウイルスが出現する可能性があります。つまり、たとえばＡ型Ｈ５Ｎ１の強い病原性とＡ型Ｈ３Ｎ２の人における強い感染性を兼ね備えたウイルスが出現するかもしれません。実際に、ブタは鳥に適応したウイルスと、ヒトに適応したウイルスの両方に感染することが知られており、ブタの体内で遺伝子再集合が生じる可能性もかねてから指摘されています。

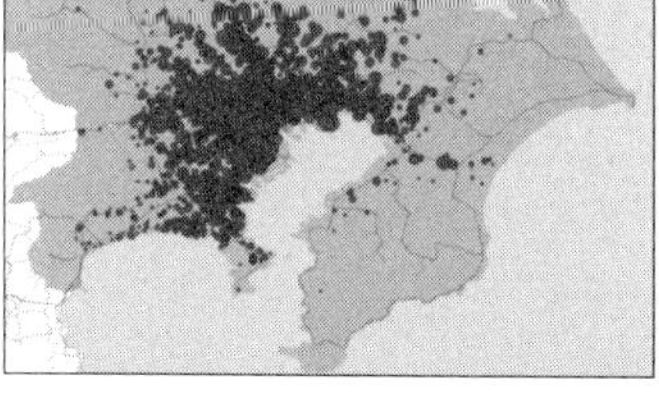
対策なし
12日目

また、鳥インフルエンザのヒトでの感染事例では、ヒトの体内でA型H5N1と、A型H3N2あるいはA型H1N1との遺伝子再集合が起きる可能性があります。その意味で近年のA型H5N1のヒトでの感染例の増加は、偶然にA型H3N2あるいはA型H1N1と遺伝子再集合を生じさせる可能性を高めることになります。

「種の壁」を越えるのは、いつになるのか

いずれにしても、「種の壁」を乗り越えることは単に時間の問題です。サイコロをふって6の目が出るのを待っているようなものです。ただ、早いか遅いか、いつになるかは誰にも分かりません。

「種の壁」を乗り越え、ヒトの世界に侵入する際には、恐らく感染様式が変わると予想されています。現時点での鳥インフルエンザがヒトに感染するためには、舞い上がった糞を大量に吸入した場合や、あるいは血液と直接接触しての感染が中心とされています。しかし、もちろんこうした感染経路ではヒト—ヒト感染が成立する可能性は低いです。

「種の壁」を乗り越え、ヒトの世界に侵入し大流行を引き起こすためには、毎年の冬のインフルエンザのように、飛沫感染がその感染経路となる必要があると思われます。いったん「種の壁」を乗り越え、ヒトの世界に侵入することに成功したウイルスに対しては、ヒトはまったく罹患し

た経験がなく、ワクチンもありません。そのために誰一人として、その亜型に対する免疫を持っていない、ということになります。

他方、毎年の冬のインフルエンザは、病原体が同じ亜型であっても、毎年少しずつ変わるものなので、昨シーズンあるいはそれ以前に罹患した経験から、一定の免疫を持っています。また、ワクチンも最近では人口の30％近い人たちが予防接種を受けています。したがって、人口の約半分は免疫を有していると推測されます。

それでも、毎年のように冬には大きな流行を繰り返し、年によって流行の大きさが異なりますが、平均的には約１０００万人が医療機関を受診しています。そして、約１万人がインフルエンザの流行によって死亡していると推測されています。

新型インフルエンザの感染速度

それでは、新型インフルエンザの感染拡大の速度はどれくらいでしょうか。

容易に想像されるのは、毎年のインフルエンザウイルスの約2倍であるという点です。平均的な潜伏期間を2日間とすると、毎年の冬のインフルエンザに比べて新型インフルエンザの感染者は、２日で約2倍に、４日で4倍に、６日で8倍、８日で16倍に……あとはネズミ算式に格差が拡大していきます。しかも、年齢に関係な

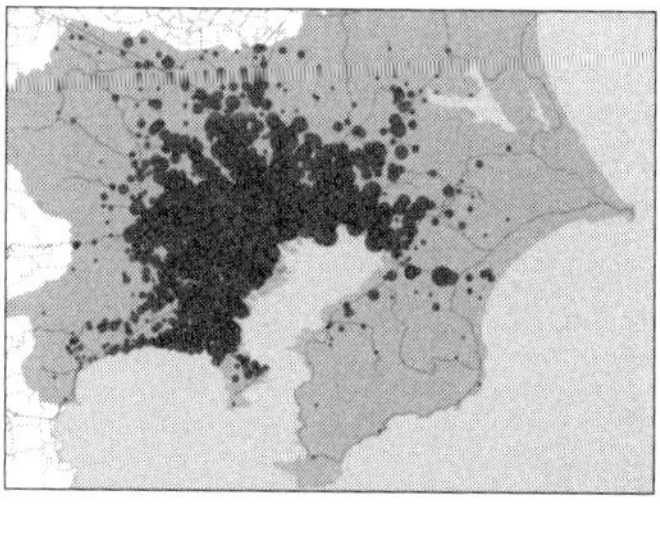
対策なし
13日目

く流行が起こる可能性があります。

毎年の冬のインフルエンザでは、流行の中心は「小児」です。なぜならば、接触が濃厚で、また過去の経験も乏しいために免疫も発達していないためです。新型インフルエンザの場合には、「成人」も「高齢者」も新型インフルエンザに対する免疫を持たないという意味では同じであるので、年齢に関係なく流行の中心になる恐れがあります。

たとえば、成人は、接触の多い通勤電車や繁華街で、高齢者は、接触の多い入所施設やデイケアなどで、毎年冬のインフルエンザとは違う場所での感染拡大も生じ得るであろうことは想像に難くありません。

現在の状況

パンデミックフェーズ

ＷＨＯは新型インフルエンザを６段階に分類して整理しています。これは、「世界インフルエンザ事前対策計画（WHO global influenza preparedness plan）」におけるものです。それによると、

フェーズ１：ヒトの感染例がないインフルエンザウイルスが確認された段階

フェーズ２：動物の間での流行が確認された段階
フェーズ３：動物からヒトへの感染が確認された段階
フェーズ４：限定的なヒトからヒトへの感染が確認された段階
フェーズ５：持続的なヒトからヒトへの感染拡大が確認された段階
フェーズ６：毎年冬のインフルエンザ並の感染力を獲得した段階

と分類されています。

フェーズの定義から、フェーズ3までが動物での感染症で、ヒトへの感染はまれに起こる、いわば狂犬病などと同じ動物由来感染症です。フェーズ4以降が、ヒトの世界への侵入を果たしている状態で、「新型インフルエンザ」が発生したことになります。フェーズ6がパンデミックです。

現在のフェーズは、鳥インフルエンザの流行、またヒトの感染例が出ていることからからフェーズ3です（２００８年12月現在）。しかしながら、インドネシアや中国では家族内での感染事例も出ていることから、いつフェーズ4に改定されてもおかしくない状況と言えます。そうなると、新型インフルエンザがついに出現した、という状況になり、ヒトでの感染も拡がり、多くの対策が実施に移されることにな

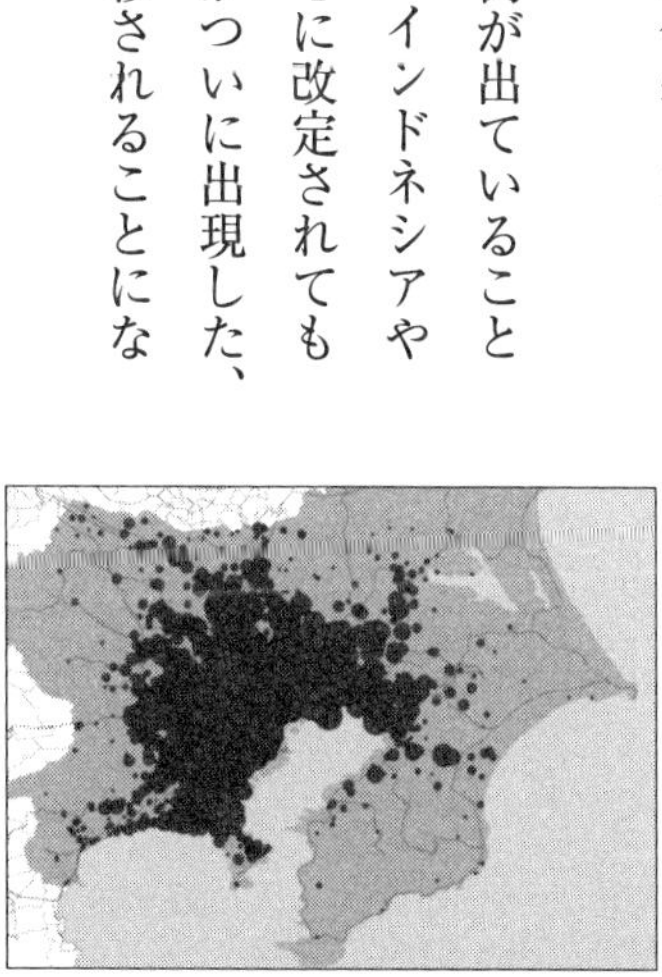
対策なし
14日目

ります。

ここで注意しておきたいのは、このフェーズ分類はあくまで分類に過ぎません。この分類の通りに、たとえば1カ月ごとにフェーズが進行する、というわけではないということです。フェーズ4とフェーズ5を飛ばして、気づければフェーズ6であったという状況が発生する可能性もあります。逆にフェーズ4の段階で、数年を要する場合もあり得ます。

また、このフェーズ分類が、あくまで世界的な分類であることにも注意を要するでしょう。あまり可能性としては高くないと思われますが、海外ではフェーズ6の状況でも、日本国内では感染例がないという状況もあり得ます（日本の行動計画では国内発生なしをA、国内発生ありをBとして、たとえばフェーズ6Aと表記しています）。また、海外ではフェーズ4でウイルス側の性質は同じであっても、社会的な生活様式が異なるために日本では大流行を引き起こすこともあり得ます。感染性や流行の規模は、単にウイルス側の性質のみによって決まるのではなく、接触の頻度、密度といった社会的な生活様式によって変わり得ます。

一方で、すでにヒト－ヒト感染を起こしているのではという指摘（文献6）もあります。公式には確認されていないので、現在（２００８年12月現在）はフェーズ3ですが、いつフェーズ4になってもおかしくないという状況にあると言えるでしょう。

WHOの確認による鳥インフルエンザA型H5N1の感染例

２００８年９月10日現在、ＷＨＯによって確認されている鳥インフルエンザＡ型Ｈ５Ｎ１の感染例は、２００３年からの６年間で３８７人です。この数字自身は決して多くはないのかもしれませんが、注目すべきことはそのうちの死亡例です。死亡例は、実に２４５人にのぼります。致死率、つまり感染した者のうち死亡した者の割合は60％を超えています。２００３年に世界的な流行を引き起こし、日本でも大きな社会的インパクトを与えたＳＡＲＳでの致死率が10％であるのに対して、それをはるかに上回る重篤な疾患だと言えます。

しかしこの解釈にも若干の留意が必要です。と言うのも、致死率の分母になる感染者数は、ＷＨＯによってＡ型Ｈ５Ｎ１による感染が確認された感染者です。したがって、感染が確認される前に死亡した場合、あるいは逆に軽症であるために医療機関に受診しなかった場合には、感染者に含まれません。また、これまでの感染者を出している国々は途上国が中心で、医療が先進国ほどには発展していません。そのために、医療機関へのアクセスが悪く、受診のタイミングが遅れ、かなり重症になって初めて受診するという傾向がないとも言えないでしょう。つまり、軽症例も分母に含め、また、治療も早期から実施されていれば、致死率は現在の数字よりは低下するでしょう。

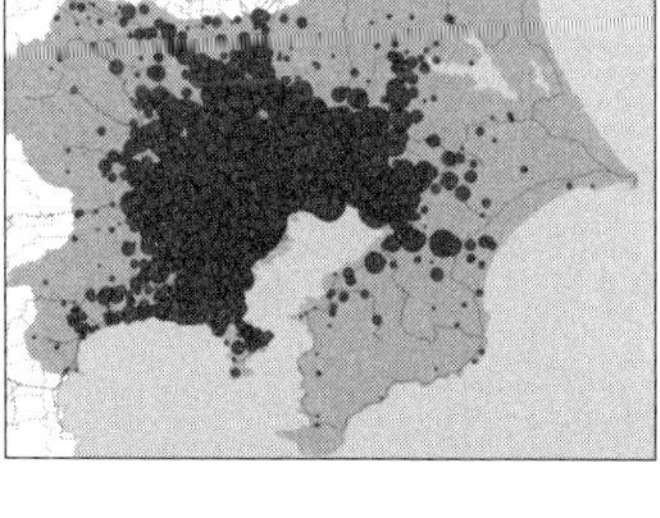

対策なし　15日目

表2　H5N1受診のタイミングと致死率の推定結果

変数	オッズ比	確率値	95%信頼区間
発症から受診までの日数	1.129	0.086	0.983-1.298
年齢	0.968	0.027	0.941-0.996

ここで、ベトナムでのH5N1感染例と死亡との関係を検討した研究を紹介しましょう（文献7）。ここではベトナムでの2005年までの症例、全89例を対象にしており、平均的な致死率は45%を超えています。死亡したかあるいは回復したかを被説明変数とし、年齢と発症から受診までの期間を説明変数とするロジット回帰分析が行われました。その結果が表2にまとめられています。

残念ながら発症から受診までの期間と死亡との間の明確な関係は見出せませんでしたが、その影響を図示したのが図9です。これによると、仮に発症初日に受診したとしても予想される致死率は30%以上です。つまり、それ以下への低下は難しいということになります。もちろん当時のベトナムと日本でのインフルエンザのような症状で受診した際の処置の内容、特に迅速診断キットや抗インフルエンザウイルス剤の処方に関して同じではないので、日本においても発症初日での致死率が30%以上かどうかは依然不明です。

少なくとも現在の鳥インフルエンザがSARSよりは致死率が高いことは間違いないでしょう。

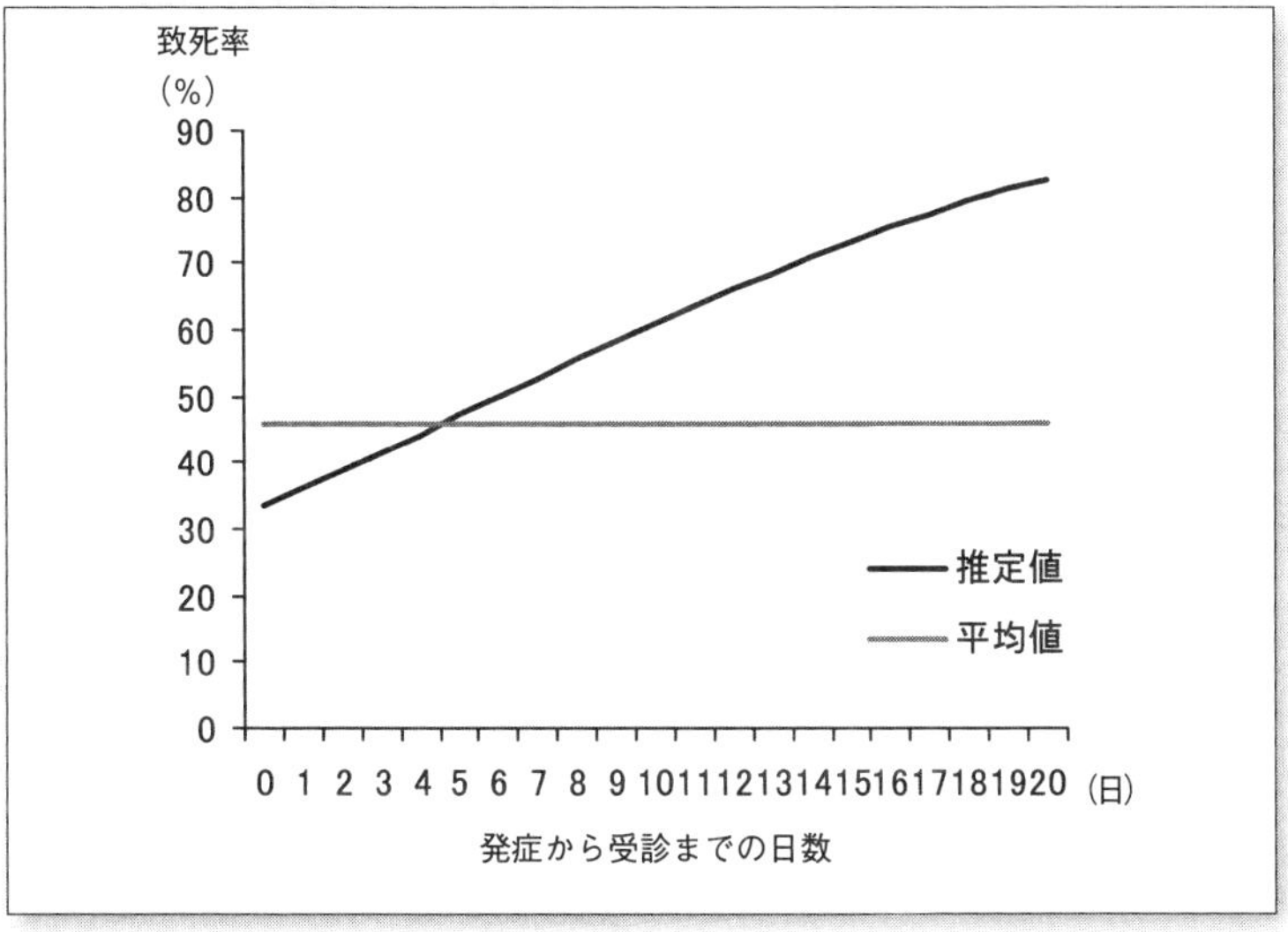

図9　H5N1 受診のタイミングと致死率

予想されるインパクト

罹患率と致死率の推論

感染拡大の詳細なシミュレーションは次章以降に譲るとして、仮に有効な対策を行えなかった場合のインパクトについて簡単に概観してみることにしましょう。

まず、患者数、罹患率に関しては、日本国の行動計画では30％の国民が感染し、発症するとされています。これは、アジアかぜ、香港かぜの経験に基づくものであり、スペインかぜ並を想定するならば40～50％に達します。

致死率に関しては、まった

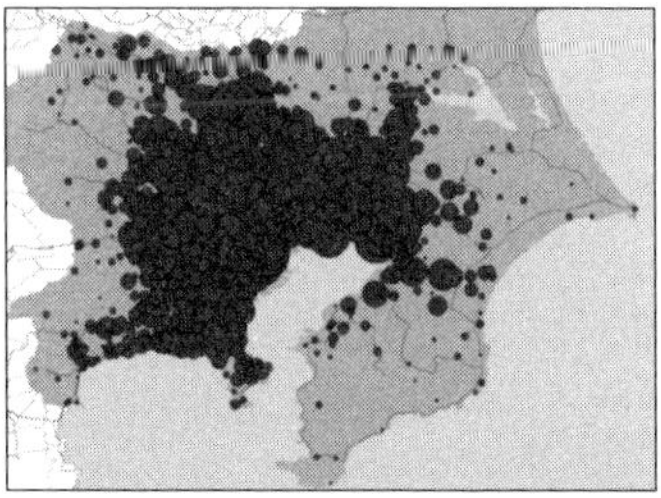

対策なし

16日目

く想像の域を出ません。日本においては毎年冬のインフルエンザに関連して平均1万人の人が死亡しているとされています。したがって致死率は0・1％以下です。スペインかぜの際の致死率は、地域によって大きく異なりますが2％とされています。現在の日本国の行動計画では、この致死率2％を最悪の想定として、感染者数3200万人、死亡者数64万人とされています。年間の日本での総死亡者数が100万人強であるので、パンデミックが大流行した月には、通常の5倍にも相当する死亡者が発生することになります。

この64万人という死亡者数は、太平洋戦争時の日本での民間人の死亡者数に匹敵します。ましてや、現在の鳥インフルエンザでの致死率は前述したように60％を超えています。仮に致死率を10％として、日本国の行動計画の感染者数に乗じると、死亡者は320万人になります。これは、太平洋戦争における軍人・軍属の死亡者数に匹敵します。

一方で、致死性が高いと感染性が落ち、致死率が高いままでは新型インフルエンザのパンデミックは起こり得ないという意見もあります。しかしながら感染性は、不顕性感染も含めた発症初期の時間的には、1日ないし数日遅れた段階での病態なので、最悪の場合には高い感染性と致死率は併存する可能性すら排除されません。

このように致死率に関しての根拠ある推論は、罹患率の推定以上に難しいのです。ただ言えることは、致死率が2％を超えれば、たとえ十分な事前準備をしていたとしても、もはや組織だった対策は非常に難しいことだけは間違いないということです。

疾病負担

被害を測る総合的な尺度として疾病負担を検討してみましょう。

日本国の行動計画で想定されている感染者数３２００万人、死亡者64万人であれば、感染による欠勤や家事、育児、学業などが1週間中断される損失が４・２兆円、死亡による損失が２１６兆円、合計すると２２０・２兆円の経済的損失が発生することになります。これは日本の国家予算82・91兆円（２００８年度一般会計）の２倍以上で、ＧＤＰ〔５６２・83兆円（２０００年価格）２００７年度〕の30％に相当します。罹患率50％、致死率２％では３３１・78兆円の経済的損失が発生します。これはＧＤＰの約60％に達します。

詳細は「第８章　新型インフルエンザ対策の費用対効果」の章（１３８ページ）を参照下さい。

パンデミックによる被害のまとめ

このようにパンデミックでは甚大な被害が予想されています。さらに社会機能の

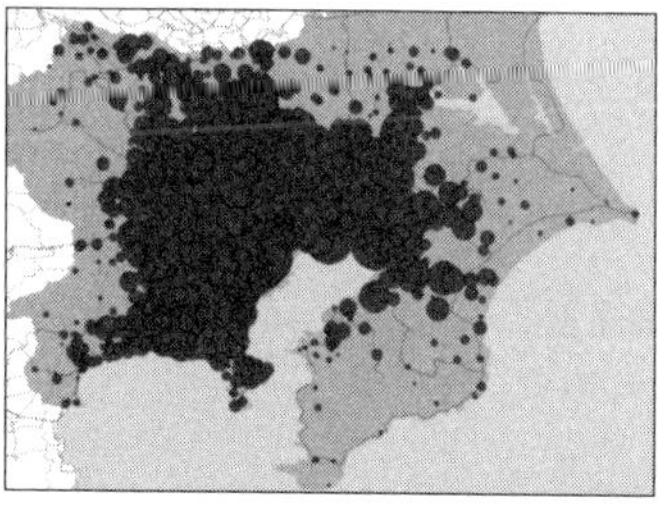

対策なし

17日目

低下によって、社会的なパンデミック以外にも、他の感染症の流行や食料不足といった二次的な被害も懸念されています。このような災害は、自然災害には匹敵するものがなく、大規模な核戦争にその類似性が求められます。パンデミック対策は、もはや疾病対策の範中だけではなく、総合的な防災の範中にもとどまらず、まさに社会を存続させることを目的としなければなりません。日本ではしばしば経験する地震や台風と異なり、おそらく世界中で、また日本全国でほぼ同時期に襲われるために、国際的にはもちろん国内的にも救援はまったく期待できません。

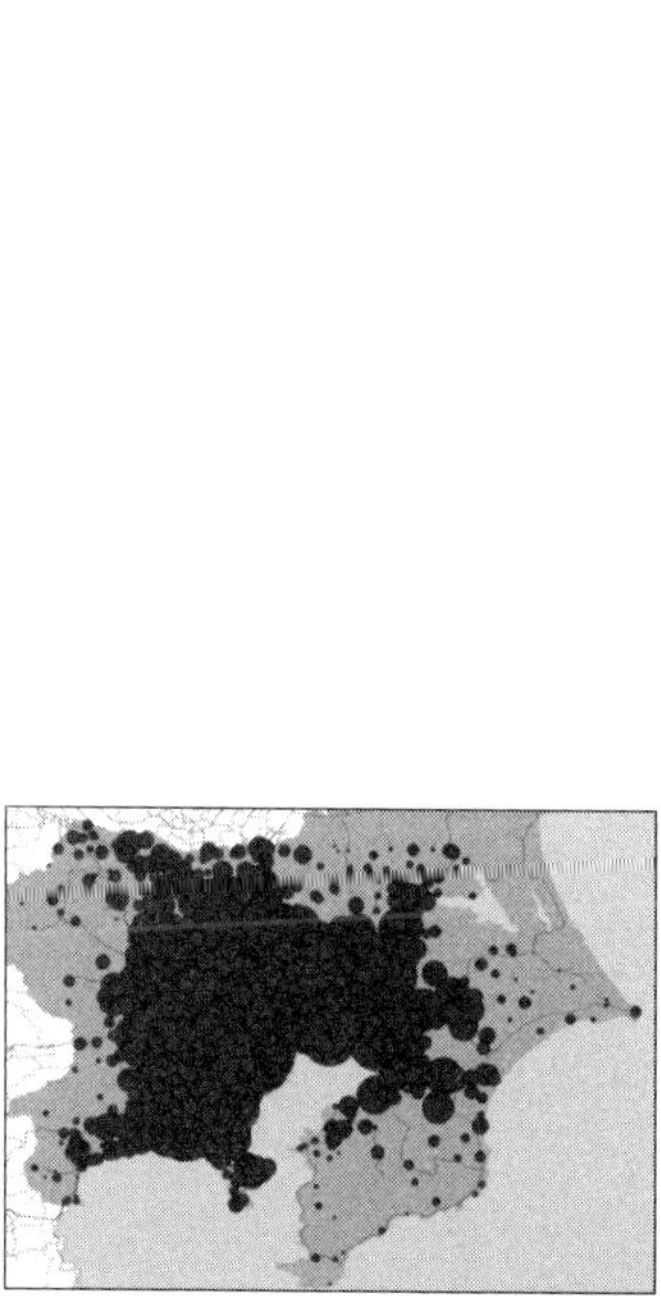

対策なし

18日目

第2章 新型インフルエンザの拡大予測モデル

数理モデル

新型インフルエンザを予測する数理モデル

新型インフルエンザは未知の感染症であり、それゆえにこれまでの経験に立脚した予測あるいは対策立案を行うことができません。過去のパンデミック、スペインかぜ、アジアかぜ、香港かぜでの経験は多くの示唆を与えてくれますが、スペインかぜからは90年、香港かぜからもすでに40年が経過しています。その間の生活様式は変化しており、現代社会においてどの程度妥当であるかどうか分かりません。

こうした状況で、新型インフルエンザの予測に際しては、こうした経験の不足を補う手法として数理モデルが用いられており、それが唯一の根拠とされています。たとえば、WHOの新型インフルエンザ事前対策計画では「パンデミック株があらゆる年齢層に対して著しい疾病と死亡を引き起こし、ワクチンもないことは既知のことであり、罹患数と死亡数を軽減するために、当局は真剣に全国民レベルの対策を導入することを考慮すべきである。数学的および経済学的モデルを参考に決断することができる」とされています。またアメリカ、イギリス、カナダのパンデミック・プランには、数理モデルを用いて対策立案することが明記されています。

数理モデルとは、感染症の拡大を数学的に表現したモデルと定義され、パソコンでの表計算ソフトウェアで計算できるごく簡単なものから、スーパーコンピューターを数台占有するような複雑なモデルまで、様々なモデルが提唱されています。これらは、どれがベストのモデルという関係にあるのではなく、その目的に応じて、精度と費用（計算時間）を考えて使い分けられるべきです。

静学的なモデル

もっとも単純な新型インフルエンザの数理モデルは、静学的なモデルです。静学的というのは、時間の概念がなく、最終的な状態のみが検討の対象になっていることを意味します。したがって、感染症の拡大はモデル化されていないので、厳密に言えば数理モデルではないのかもしれません。この種のモデルで有名なのは、アメリカ・CDC（米国疾病予防管理センター）のMeltzer博士が作成したFluAid（文献1）と言うソフトウェアです。これは、年齢群別の人口構成を入力すると、年齢群別の

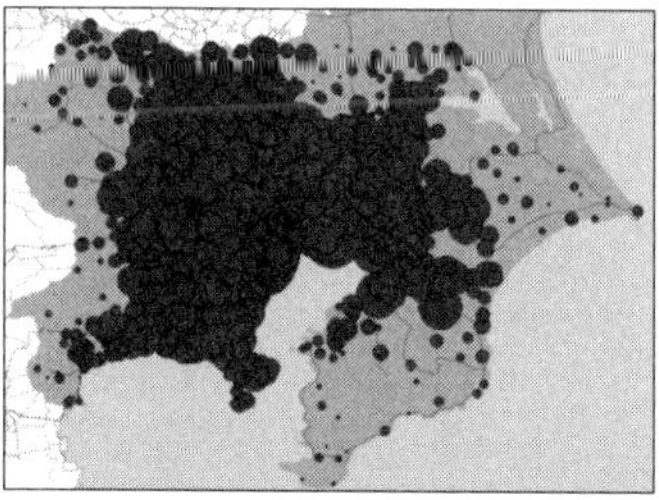

対策なし

19日目

死亡者数や感染者数を表示するという簡単なものです。これは単に定数を人口にかけているだけです。また、それに流行期間も入力することによって無理やり分布を出すソフトFluSurgeも普及しており世界的に活用されています。それによって必要病床数や、最大患者数を計算することができます。

これらは、1999年という初期段階から簡便なソフトに体現して、その普及に努めたことが、世界的な活用につながったことは間違いありません。そうした先見の明と、国際的な公共財への投資と普及といった戦略的なうまさには、ただただ脱帽です。日本の行動計画は、このFluAidとFluSurgeに基づいて計算されており、今なお多くの自治体で活用され、対策の根幹として使用されています。

しかしながら、罹患率や流行期間の設定を仮定しているために、それらに影響を及ぼすであろう対策の評価には使えません。モデル化は、アメリカのアジアかぜ、香港かぜにおけるデータに基づいているために、日本での使用に不適切な部分があります。たとえば、発症した際の受診率が日本では100%以上と想定されますが、アメリカは医療保険の民間運営という観点から受診率が50%と低いためFluAidでもそのように設定さています。あるいはスペインかぜ並の罹患率は想定されていないなどの不具合もあります。特に、最初の対策の評価に使えないという部分は、対策を立てる立場からすると、このモデルでの大きな限界であると言えるでしょう。

SIRモデル

SIRモデルは、人口集団をS（susceptible：感受性者、つまり免疫がない状態）、I（infection：感染者）、R（recover：回復者、つまり免疫を獲得して健康を回復した状態）に大きく状態を分類して、それぞれの状態の人数を微分方程式の体系で表現するものです。死亡者を含めたり、感染の段階を細分化したり、潜伏期間などの考慮で複雑化しますが、基本的には、図10の様な比較的単純な微分方程式の形で定式化されます。

このモデルの最大の特徴は、対策の効果をモデルの中で表現できることです。たとえば、ある対策を実施して、その対策が感染性を低減させることに寄与したと考えられる場合には、パラメーターβが低下するという形で表現されます。それによって、流行期間や流行規模も変わっていきます。その点が静学的なモデルとの大きな違いです。

$$\frac{dI_t}{dt} = \beta \frac{S_t}{N_t} I_t - \gamma I_t$$

$$\frac{dS_t}{dt} = -\beta \frac{S_t}{N_t} I_t$$

$$\frac{dR_t}{dt} = \gamma I_t$$

図10　SIRモデル

また、SIRモデルは比較的単純な構造なので、このモデルを用いてβなどの重要なパラメーターの推定に用いることができます。このことが重要

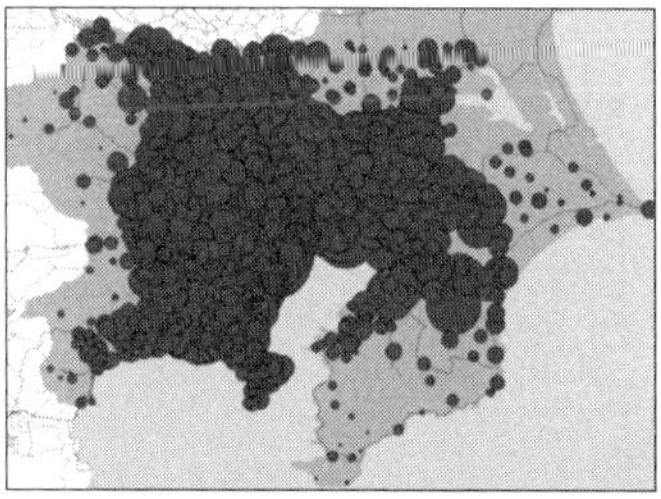

なのは、できるだけ早く評価することができるからです。つまり、新型インフルエンザのような未知の感染症が発生した時には、その感染性や様々な性質、さらには治療や公衆衛生的対応などの有効性について、できるだけ早く評価して、またそれに基づいて治療や対応策を変更していくことが必要です。そのために患者の発生状況から、また治療や対応が異なる群における患者の発生状況から、そうした重要なパラメーターを推定する際にＳＩＲモデルが用いられます。

２００３年のＳＡＲＳの発生の際には、３月には感染が拡大していましたが、最初のＳＩＲモデルは５月には公表されています（文献２）。また、実際に数理モデルを用いて対策を評価しながら、対策を検討されることはありませんでしたが、流行終息後直ちに評価されています。

このような数理モデルの経験と自信に基づいて、新型インフルエンザが発生した場合には、リアルタイムに疫学的性質、また対策の有効性を評価することが予定されています。これを「real-time estimation」と呼んでいます。

たとえば、アメリカの行動計画であるHHS Pandemic Influenza Plan（文献３）では、「数理モデルのためのパラメーターを得るために国際協力をする」とする旨が明記されています。つまり、恐らくはアメリカ国内で新型インフルエンザが発生するとは考えにくいでしょうから、発生すればその地域に担当者を派遣してreal-time estimationを行い、対策に反映させる強い意思表示だと思われます。

real-time estimation のための方法論はすでに確立しており、あとは本番を待つのみです。これはＳＩＲモデルの非常に重要な特徴で、次節で詳しく述べ、本書の基本的なモデルである individual based model（以下、略して ｉｂｍ）では実施が極めて困難です。ｉｂｍは real-time estimation を行うためにはモデルが複雑すぎるのです。実際の新型インフルエンザ発生時には、現地に統計学者を派遣して疫学調査と並行して real-time estimation が行われるでしょうから、その現地の環境に大規模なコンピューター資源を持参できないし、また日々刻々と変わる状況に対応できません。ここは身軽なＳＩＲモデルの方がはるかに適しています。

反面、ＳＩＲモデルでは、たとえば感染性はβという一つのパラメーターに集約されているために、何をすればβをどの程度低下できるのかは事前には明らかではありません。たとえばパンデミック対策として小学校を閉鎖した場合に、恐らくβは低下するでしょう。しかしながら、その効果が半分になるのか、10％になるのかは、データから推定すべきことであり、モデルの中で当てることはできません。その意味で、新型インフルエンザの発生前の対策の評価を行うことができません。

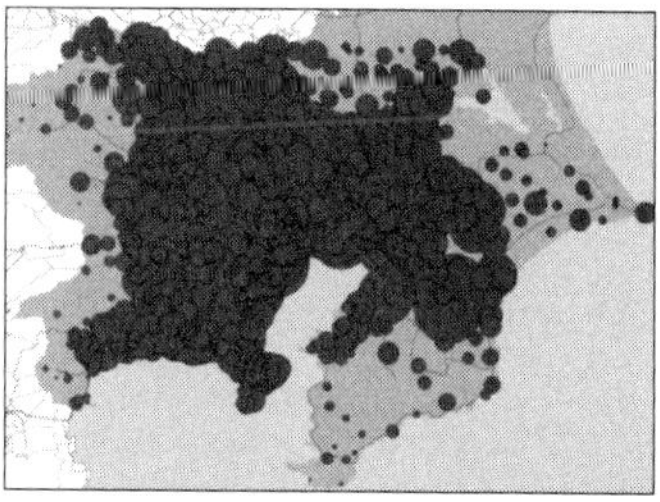
対策なし
21日目

ｉｂｍ（individual based model）

現在、数理モデルの中心はｉｂｍです。このモデルは、近年の感染症モデルとして最もパワフルであり、新型インフルエンザ対策では広く用いられています（文献4～9）。また、天然痘対策にも用いられています（文献10、11）。これは、都市や国での、一人一人の行動をコンピューター上で表現しています。一人一人の、朝、学校や職場あるいは買い物に出掛け、夕方には自宅に戻るという行動パターンを再現しています。そのデータを用いて、コンピューター・シミュレーション上での人々の接触の過程で、感染症の拡がりを表現するものです。

ｉｂｍではもはやＳＩＲモデルのように単純な数式で表すことはできません。いわばプログラム全体が一つのアルゴリズムとなっています。このモデルでは、人々の生活がコンピューター・シミュレーション上に再現されているため、その行動を変えたりすることは容易です。先の例では、小学生が学校に行かないという行動パターンを与えてやると、休校をコンピューター・シミュレーション上で表現することができ、その効果を見ることができます。その意味では、事前の対策評価には最適、かつ必要不可欠な手法だと言えるでしょう。

もちろんｉｂｍでは「現実性」が重要になります。そのために、家族構成や、学校や職場への通勤通学時間、学校や職場の規模を、国勢調査などの調査に合わせています。しかしあくまで分布を合わせているだけなので、全国一律になります。たとえば人口50万人都市というところを仮定することはできますが、同じ50万人都市のA市とB市では、人口規模が同じであっても、隣接都市との関係や公共交通機関の状況や産業まで含めた人々の生活パターンまでが同じであるわけではありません。そのため、その地方の特徴を表現することはできません。もちろんここでは、実際の人の所在、移動を表現したものではありません。モデルをより現実的に近づける努力は重要ですが、それでもやはり現実性は乏しいです。その意味でｉｂｍはあくまでもその国あるいは都市での一般的な生活パターンを表現しているに過ぎず、仮想的なモデルであると言えるでしょう。

しかしながら、仮想的であるが故に非常にパワフルです。現在のＷＨＯ、あるいは日本を含め世界での対策の基本となっています。その端緒は、２００５年に公表された二つの論文です（文献４、５）。これらはいずれもタイをモデル化したもので、Ferguson（文献４）らのモデルでは実際のタイおよびその周辺国国境付近の人口分布にあわせた８５００万人のｉｂｍで検討し、パンデミック発生後20例目の発症２日目で５㎞を地域封鎖して抗ウイルス剤（タミフル）を予防投薬すれば90％の確率で拡大半径が27㎞に抑えられることを結論として導いています。また、Longini（文献５）

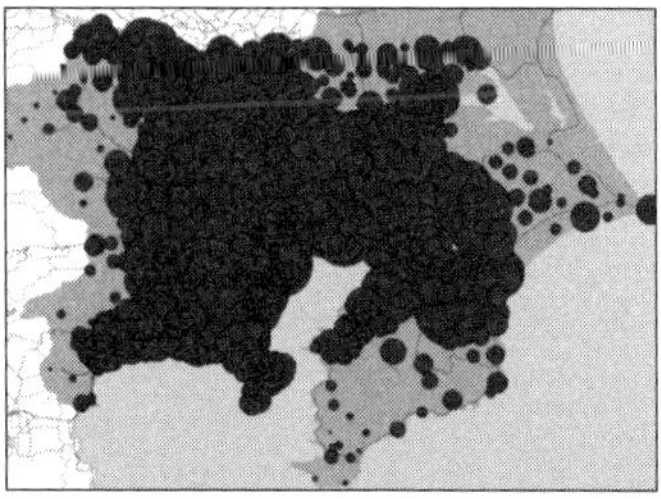
対策なし
22日目

らもタイの農村地域をモデル化し、50万人を一つの単位としてそれが組み合わさっているｉｂｍを構築し、抗ウイルス剤、隔離、予防接種の効果を検討しています。そこでもやはり、初期での封じ込めは可能という結論を得ています。

これら二つの論文を根拠に、地域封鎖（患者が発生した一定の地域との出入りを禁じ、その地域内の住民すべてに抗インフルエンザウイルス剤を予防投薬する）という初期封じ込めがＷＨＯの対策の柱となっています（文献12）。

ｉｂｍと対策の事前評価

２００６年になるとアメリカやイギリスのｉｂｍが公表されます（文献6、7）。これらのモデルではタイのモデルと異なり、さすがにアメリカあるいはイギリス国内でパンデミックが始まるのではなく、国外で大流行しており、その帰国者からアメリカあるいはイギリスでの感染が拡がる過程をモデル化しています。たとえば、Germannらはアメリカの国勢調査（２０００年）を元に2・81億人のｉｂｍで、14の国際空港から毎日数人ずつの感染者が帰国するとしています。そこで全米で発症者数が1万人を超えた時点でパンデミックアラートとして対策を実施するとして様々な対策の効果を検討しています。

中でもパンデミック時の抗インフルエンザウイルス剤の予防投与の方法としてＴＡＰ（Target

Antivirus Prophylaxis）を提案しています。これは発症者を発見するとその所属する組織、たとえば学校や職場などが同じである者に、接触歴を問わず抗インフルエンザウイルス剤を予防投薬するもので、そうすることによって接触者が誰であるかを調査する必要性をなくし、また、抗インフルエンザウイルス剤の配布、服薬管理はその組織（学校や職場など）にゆだねることによって、公衆衛生対策を行う行政機関（保健所など）の資源を次の発症者の対策に向けることができ、パンデミック時においても実施が可能であると考えられています。もちろん文字通り運用することは難しいので、60%で発症者を発見し、同じ幼稚園、保育園では１００%、同じ学校、職場では60%で抗インフルエンザウイルス剤の予防投薬が行えれば効果的であるとしています。

この研究を根拠として、日本での２００７年に策定されたガイドライン（文献13）でもこのＴＡＰ（ガイドライン上では家族・施設内予防投薬と表現）を基本戦略として、可能であれば地域封鎖を行う、としていました。また、現在の２００９年２月17日に公表された行動計画でも、このモデルでは長距離移動を１%に削減、あるいは終息までの休校についても検討しています。ワクチンについても検討しており、アメリカでの初発例（最初の患者）の２カ月前から２カ月後まで、初期はプレパン

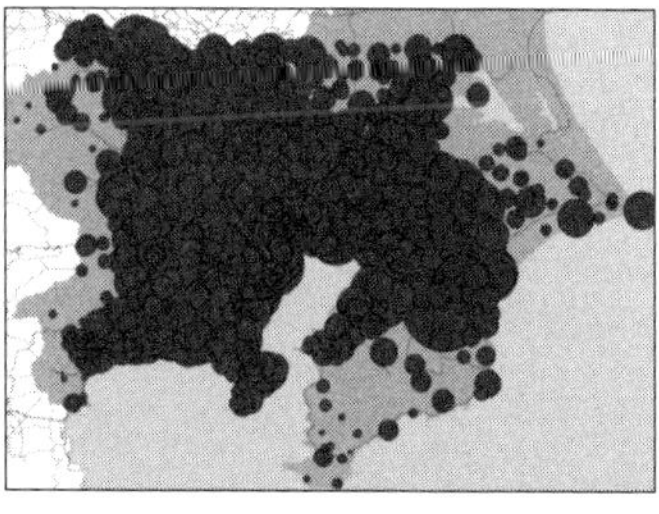
対策なし
23日目

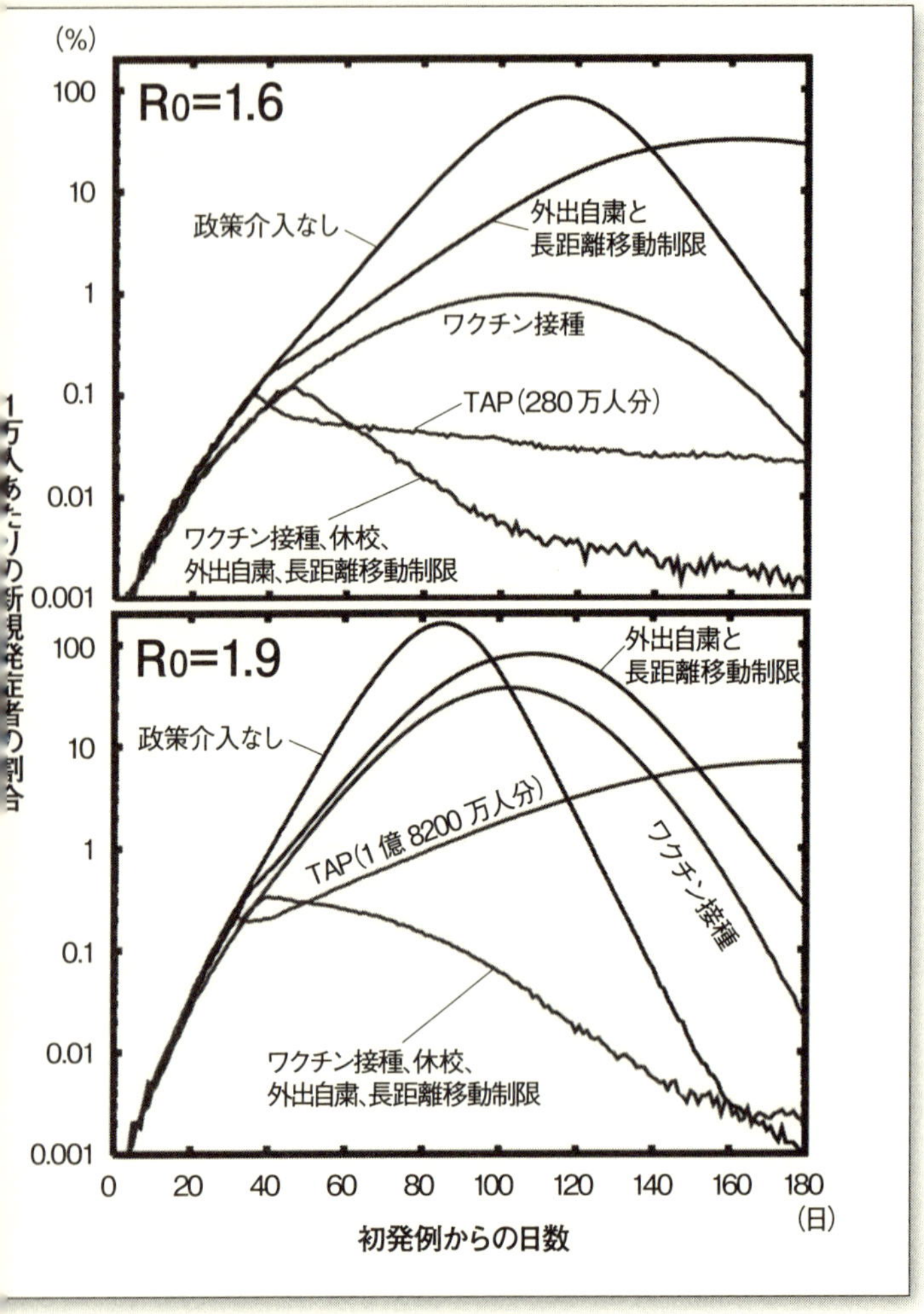

図 11　政策介入を行った場合の罹患者数の動向
R_0：基本的再生産数（全員が感受性者であった場合に、1 人の感染者から何人に感染するかの平均人数）

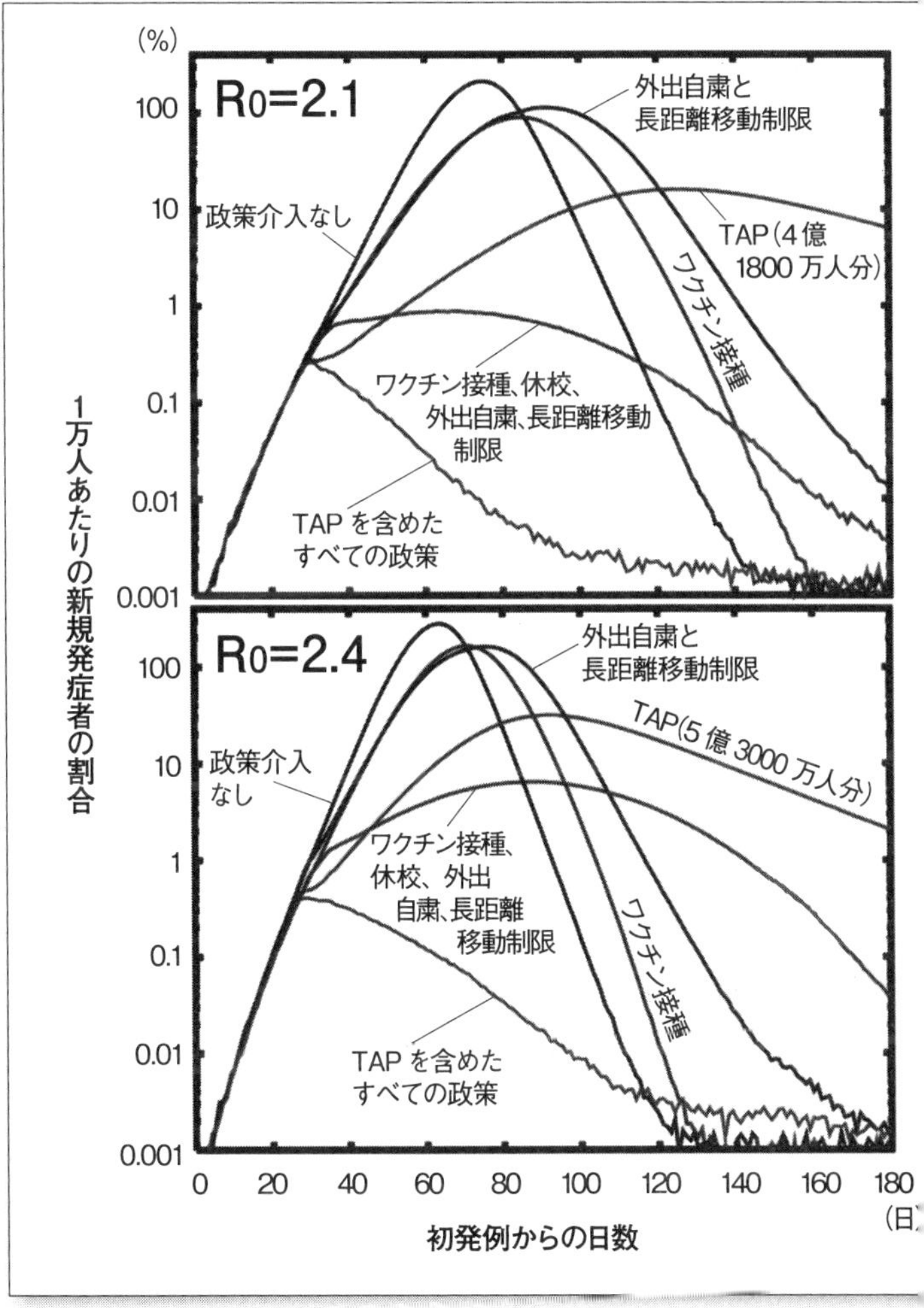

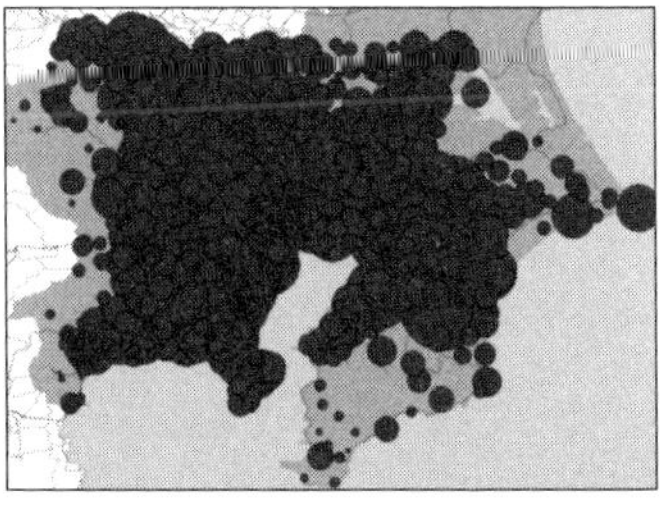

Fig. 2 in Germann et al., (2006) "Mitigation strategies for pandemic influenza in the United States", PNAS(06), pp.5935-5940. より改変

デミックワクチン、後期はパンデミックワクチンを接種するとして、2回接種かあるいは1回接種か、優先順位なしかあるいは小児優先か、について検討しています。

図11は、それぞれの想定での罹患者数の動向を示しています。R_0（Basic Reproduction Number）とは基本的再生産数のことで、全員に免疫がない場合には1人の感染者から何人に感染させるかの平均です。ここではR_0＝1・6〜2・4までの範囲で4パターン変動させています。それぞれ縦軸は1万人当たり新規発症者の割合で、横軸は時間を示しており180日間計算されています。何も政策介入をしなかった場合をベースラインとし、政策介入は五つ考えられています。一つ目は外出自粛と長距離移動制限、二つ目はワクチン接種、三つ目はTAP、四つ目はワクチン接種、休校、外出自粛、長距離移動制限、五つ目はTAPを含めたすべての政策です。

Ferguson（文献4）らの2006年のモデルもアメリカとイギリスの-ibmで、Germannらと同様に国外から国外でのパンデミックの進展に合わせて感染者が入国するとして、抗インフルエンザウイルス剤の家族内予防投与、あるいは地域的予防投与、学校・職場の閉鎖、20kmの地域封鎖、50km以上の旅行制限、国境封鎖について検討しており、国境封鎖などの社会的隔離の効果は限定的で、抗インフルエンザウイルス剤の家族内予防投与が重要であるとしています。

日本においても-ibmが開発され、日本固有の問題である満員電車もモデル化されています（文献5）。しかしながらこれまでは90万人程度の都市レベルにとどまっており、全国1億人のモデルを構築するには至っていません。

このように諸外国では膨大な予算を用いてスーパーコンピューターを数台も占有して数理モデルの開発が進められています。その予算規模は一説には数百億円とも言われています。まさに国家的プロジェクトの様相です。翻って日本では新型インフルエンザの数理モデルの開発のための研究費はほとんどありません。しかしながら、日本の新型インフルエンザの数理モデルは決して諸外国より遅れているわけではありません。限られた予算と資源の中、創意工夫の上で進められています。むしろ現実性という視点からは、国際的に最も優れていると評価できます。日本のモデルについては第4章で紹介します。

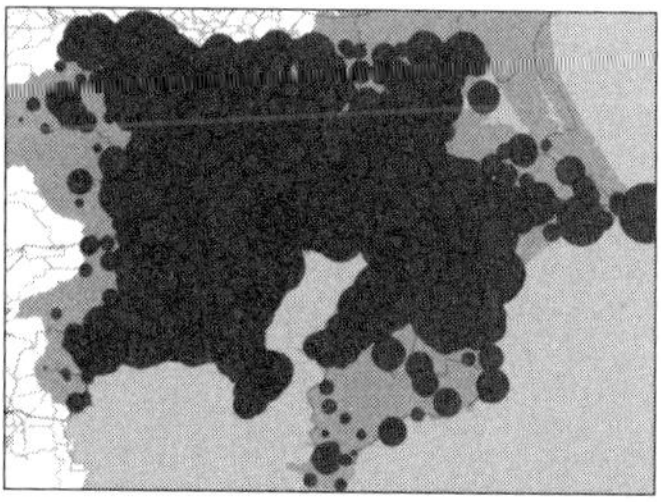
対策なし
25日目

第3章　新型インフルエンザの拡大予測——国際的な拡がり

東南アジア発の感染予測

国際的な感染拡大を予測するには

新型インフルエンザのパンデミックが発生する「時期」も「場所」も現時点ではまったく分かりません。ここでは新型インフルエンザの発生を、現在の鳥インフルエンザの延長線上に考えて、たとえば東南アジアの国で発生した新型インフルエンザが、具体的にはインドネシア、あるいは中国でパンデミックが発生した場合に、時間的にどの程度遅れて日本に第一例が到達するかについて検討してみましょう。このような試みは、日本では初めての検討になります。

90年前の1918年のスペインかぜの時代背景と現在では、想像しただけでも違いがあります。第一に交通機関の発達と、人々の国境を越えた移動の激しさは、比べるまでもありません。もっとも最近のパンデミックである香港かぜからもすでに40年を経過しており、往年と比べて格段に早く日本に到達するであろうことは想像できます。ではそれがいつになるかを予測してみましょう。

国際的な人の移動という視点からの新型インフルエンザの国際的な感染拡大については、それほど多くはないもののいくつかの検討がされています。香港かぜの拡がりを、当時の航空旅客から検討した研究がなされています（文献1）。また、Cooperら（文献2）はそうした香港かぜの拡がりと当時の航空旅客との関係を２００２年の世界１０５都市での航空旅客に応用したモデルを立て、その上で99・9％移動を制限した場合の効果を検討しています。事実上の鎖国です。島国であるイギリスや日本では、実施可能性はともかく、物理的には鎖国することも選択肢の一つであり、その有効性を検討するというわけです。こうした移動の制限による効果は、結果的には最大でも2週間程度感染拡大が遅れる程度で、完全に防ぐことはできません。いったん侵入すれば、国内での流行の拡がりは鎖国しようがしまいがまったく影響を受けません。また、アメリカ国内ですが、都市間での航空旅客量と季節性インフルエンザの関係を検討した研究もあります（文献3）。

いずれにしても、本章で検討しているように、発生国を明示的に決めて、そこから各国あるいは地域への到達日を推測するという試みは、世界的にも本書が最初だと思われます。

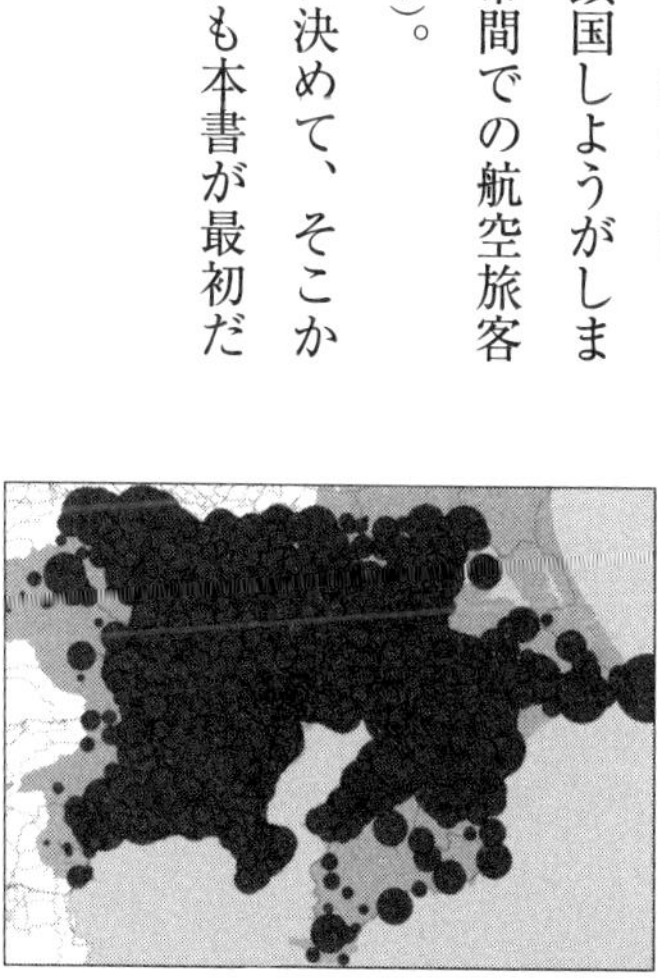

対策なし

26日目

感染拡大の対象となる国々

本来であれば全世界各国を検討すればいいのですが、まずは日本と、日本とつながりの深い28の国や地域の計29カ所で検討することにしましょう。具体的には日本、オーストラリア、ブラジル、カナダ、中国、フィンランド、フランス、ドイツ、グアム、香港、インド、インドネシア、イタリア、マレーシア、メキシコ、オランダ、ニュージーランド、フィリピン、韓国、ロシア、サイパン、シンガポール、台湾、タイ、トルコ、アラブ首長国連邦、英国、米国、ベトナムとしましょう。日本を除くこれらの国や地域は、日本との直行便のある国や地域で、その意味で日本との往来が激しい国や地域であることは間違いありません。

ここで、インドネシア、あるいは中国でパンデミックが発生した場合の感染拡大、あるいはそれが各国に拡まった際の流行拡大のパターンをモデルに与える必要があります。しかしながら、各国別の流行パターンを与えることは難しいので、簡便的に次章で紹介する日本の首都圏での流行パターンをそのまま用いることにしましょう。また、新型インフルエンザの出現国や地域でのシナリオも、第4章でのシナリオをそのまま用いることにします。つまり、初発例（最初の患者）の感染第3日目に感染性が生じ、4日目に発症、5日目に医療機関を受診、6日目に初発例の検査診断がなされることとします。また、出現国や地域では有効な対策が行われず、また直行便の停止など現在の検疫以外に国際的な人の移動にも制限がなかったと想定しましょう。

日本での検疫による隔離

当然のことながら発熱し、咳の激しい人は搭乗することができません。また、搭乗中にそれらの症状が出た場合にも、入国時の検疫で引っかかり、速やかに隔離されます。検疫では、同乗者も含めて、医療機関などで観察され感染が否定された場合のみ入国が許可されることになります。２００８年10月20日策定の厚生労働省新型インフルエンザ専門家会議での『検疫に関するガイドライン（案）』では、検疫については以下のように定められています。

(1) 対象者ごとの対応

1) 有症者への対応

○有症者について、疫学的情報等を勘案し、新型インフルエンザに感染している可能性がある場合には、検体の採取を行い、原則として検疫所にてＰＣＲ検査を実施するとともに、法第15条の規定に基づく隔離措置を行う。

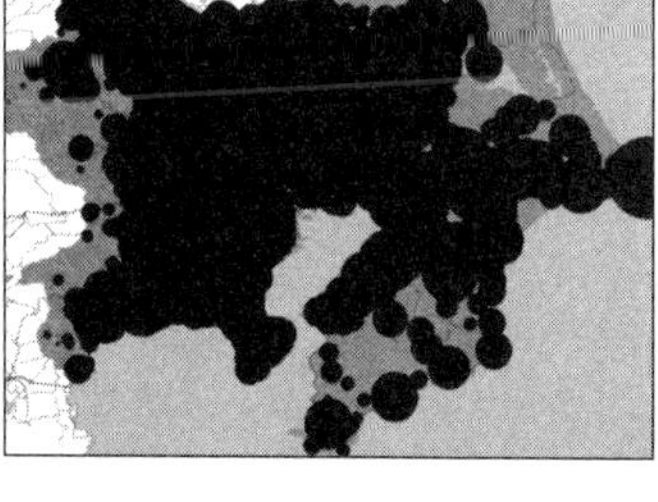

対策なし

28日目

○検体の採取後、当該者を委託医療機関へ搬送する。ＰＣＲ検査の結果が陽性の場合には、検体を国立感染症研究所へ送付し、確定検査を依頼する。

○一回目のＰＣＲ検査の結果が陰性であった場合であっても、臨床症状や疫学的情報等から感染が強く疑われる場合は、一回目のＰＣＲの検査は極めて初期の段階の検査でもあることを踏まえ、当該者に対する隔離を継続し、およそ半日程度経過後に、原則として地方衛生研究所においてＰＣＲの再検査を実施し、その結果を踏まえ、判断するものとする。

○上記の対応によって、当該者について、新型インフルエンザウイルスを保有していないことが確認されたときは、原則として隔離措置を解除するものとするが、期間内は法第18条第4項及び感染症法第15条の3の規定に基づく健康監視を実施する。

2）濃厚接触者への対応

○濃厚接触者については、法第16条の規定に基づく停留措置を行う。なお、搬送の準備等に時間を要する場合は、準備が整うまでの間、空港・港湾施設内又は船舶内等、適切な場所にて待機させる。患者が隔離された場合には、停留施設等において期間内の停留を行う。

○濃厚接触者が、健康状態に異常を生じた場合には、当該者に対し、ＰＣＲ検査を実施し、必要に応じ、法第15条の隔離措置の対象とし、委託医療機関への搬送を実施する。

○患者について、ＰＣＲ検査等の結果、隔離措置が解除されたときは、その濃厚接触者の停留措置の解除を行い、法第18条第4項及び感染症法第15条の3の規定に基づく健康監視を実施する。

3) 同乗者及び発生国からの入国者への対応

○同乗者及び発生国からの入国者については、マスクを配布するとともに、法第18条第4項及び感染症法第15条の3の規定に基づく健康監視の対象者とする。

○ただし、直行便のある主要都市で新型インフルエンザが発生し、緊迫した状況にある等、当該主要都市又は発生国からの入国者全てが感染しているおそれが

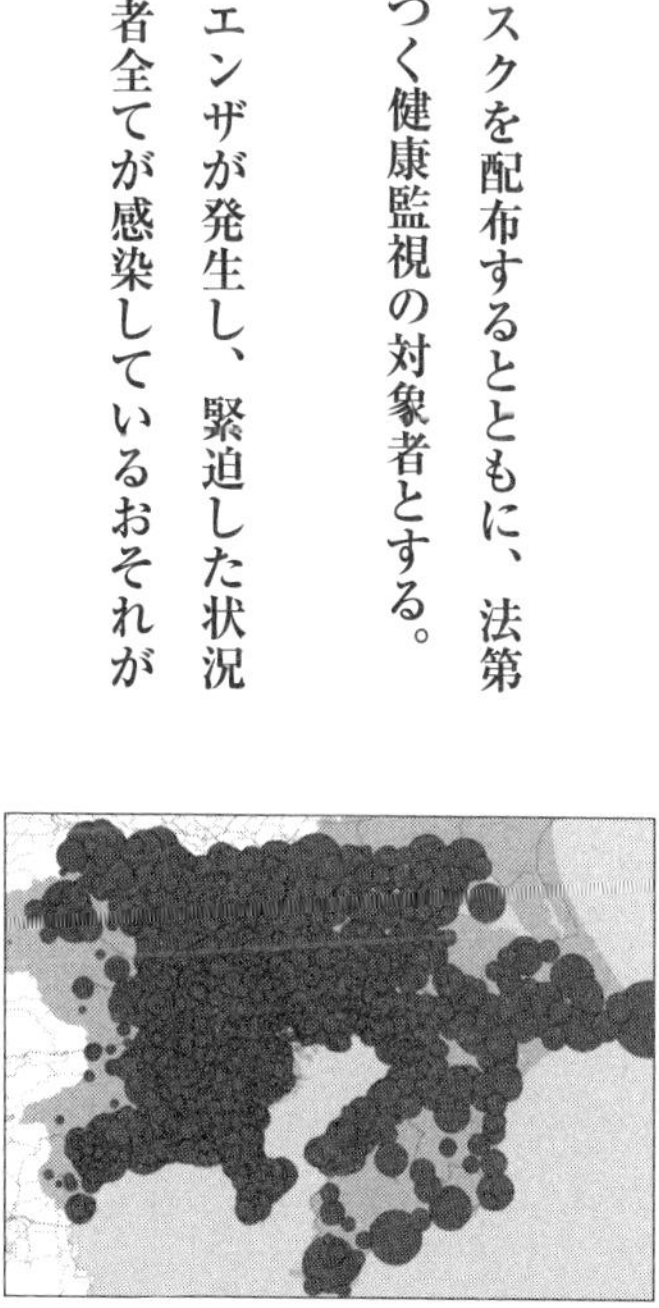

対策なし

30日目

あると判断される場合には、当該入国者は、全て法第16条の規定に基づく停留措置の対象となる。

したがって、日本国内に侵入してくるためには、この検疫を通過してしまうような状態、つまり感染者が潜伏期間にあるか、あるいは無症候である必要があります。そうした潜伏期間（83ページ参照）あるいは無症候例（85ページ参照）の侵入確率を計算します。

航空機による感染の拡大

各国・地域の間の旅客数のデータは、国際民間航空機関（ICAO：International Civil Aviation Organization）が提供している情報を用います。このデータは、本来は空港間の移動のデータですが、それを簡便のために国や地域の単位にまとめました。国や地域によっては若干統計の時期や定義が異なりますが、おおむね2006年当時の移動者数を使うことにします。

もちろん、インドネシアあるいは中国が最初の発生国としても、そこから日本に直接侵入する場合と同時に、第三国を経由して日本に侵入することも考えられます。したがって、先の29の国と地域全体での移動を考慮する必要があります。2国間の移動率が求められれば、ある時点にお

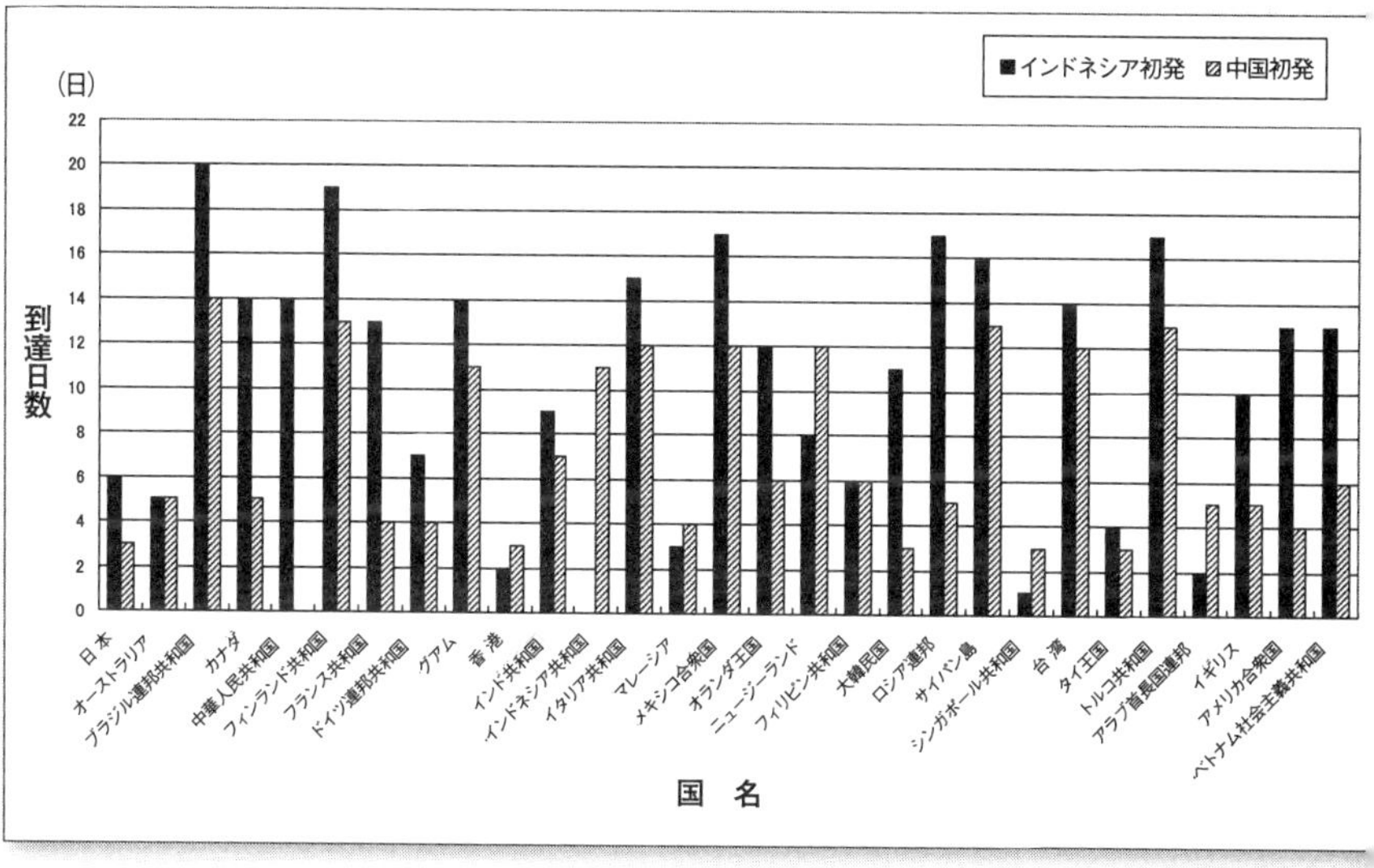

図12　インドネシアあるいは中国でパンデミックが発生した場合の各国への到達日数の予測

ける潜伏期間にある患者、あるいは無症候である感染者の人口比を乗じた率が、感染者が国境を越えて移動する確率になるわけです。

そうした計算の結果が図12に示されています。図での濃い色がインドネシアを初発国（最初の発生国）とした場合、薄い色が中国を初発国とした場合での各国・地域で少なくとも1人以上の感染者が到達する日を、初発国での感染が確認される感染6日目からの日数で示しています。

当然ながら初発国では定義上0日となります。日本には、

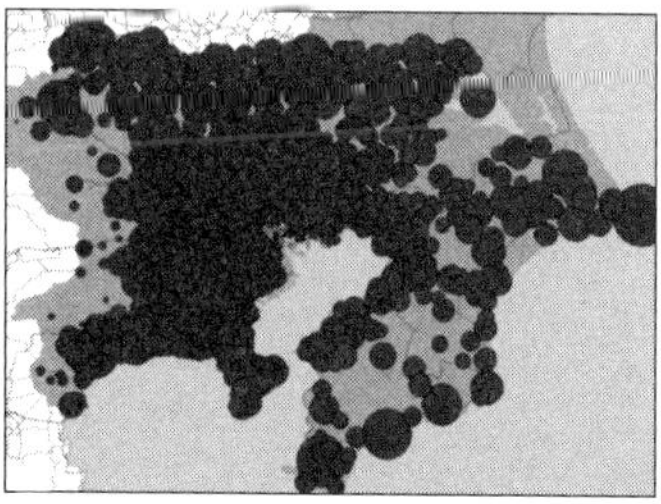

対策なし

32日目

インドネシア初発の場合には6日後に、中国初発の場合には3日後には到達していると推定されています。つまり、初発国での初発感染後で言えば、それぞれ12日後あるいは9日後までには日本に感染者が帰国あるいは来訪すると予測されます。

インドネシアが初発国の場合

インドネシアが初発である場合には、シンガポールには翌日に、香港とアラブ首長国連邦に2日後に、マレーシアには3日後で、タイには4日後、オーストラリアには5日後、フィリピンには6日後で到達すると予想されます。地理的に近いASEAN諸国、宗教的な結びつきの強いアラブ首長国連邦、隣国であるオーストラリアには1週間未満で到達しています。1週間後には、ニュージーランド、インド、韓国、そしてドイツ、オランダ、フランスといったヨーロッパ諸国にも達し、アメリカへは13日後と予想されます。ASEAN加盟国でも比較的離れているベトナムも同じ13日後と予想されています。2週間後には、カナダ、中国、台湾、グアム、イタリア、サイパン、ロシア、メキシコ、トルコと続きます。

検討した国と地域の中で遅かったのはフィンランドとブラジルでそれぞれ19日後、20日後に到達しており、比較的に時間的余裕があると言えるかもしれません。

中国が初発国の場合

中国が初発の場合にはかなり様相が異なります。日本への到達は3日後ですが、それが最速で、香港、韓国、シンガポール、タイといった東アジアの諸国にほぼ同時に到達します。翌4日後には、早くもヨーロッパ（フランス、ドイツ）やアメリカにも達しています。また、マレーシアにも達しています。5日後には、ロシア、オーストラリア、カナダ、アラブ首長国連邦、イギリス、6日後には比較的近隣のベトナム、フィリピン、7日後にはインドに達しています。このように近隣諸国と言うよりもむしろ経済的結びつきの強い国や地域への感染拡大侵入が早いのが特徴と言えるでしょう。台湾には比較的遅い12日後になっています。

到達が最も遅いのはやはり（トルコ、サイパンと並んで）フィンランドとブラジルですが、13日後、14日後に到達しており、インドネシア初発と比べると1週間ほど早く到達しています。こうした違いは、そもそもインドネシアと中国と各国・地域との往来の激しさの違いと、その地域性によるものです。

日本に到着するまで

先の日数は感染者の各国・地域への到達日数で、患者が発症するまでには最短でも1日、また無症候例では数日後になります。それから医療機関への受診、新型イ

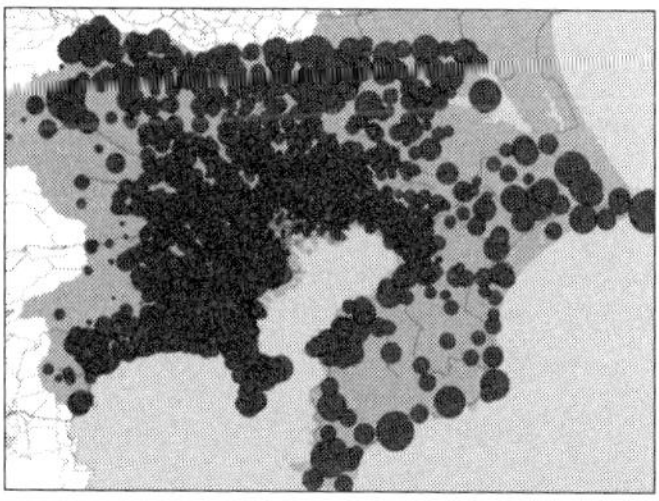

対策なし

34日目

ンフルエンザを疑われての検査診断になるので、感染が確認されるまでにはさらに数日を要します。都合、感染者が各国・地域へ到達してから、患者の感染が確認されるまで3~5日ほどかかるために、初発国の感染確認から各国・地域での感染者確認の時期は図に3~5日ほど足した日数後になります。したがって、日本の場合には、インドネシアが初発であればその9~11日後、中国が初発であれば6~8日後に、日本での最初の患者が確認されることになります。

当然のことながら、先に想定したシナリオが異なれば当然日本への到着時間も変わります。たとえば、本シナリオでは発症の翌日に医療機関への受診、翌々日に検査診断としています。しかしながらインドネシアあるいは中国では日本とは医療事情が異なり受診までにも相当期間を要し、また検査診断を得るのにまた期間を要します。先に紹介した（42ページ参照）ベトナムにおける鳥インフルエンザ感染事例89例での発症から受診・入院までの日数ですが、平均的には4、5日で、発症から翌日の受診というわけにはいきません。

そこで、受診が数日後に遅れ、検査診断にも相当の日数が要したとし、都合発症から検査診断まで10日、つまり最初のシナリオより7日余計にかかったとしましょう。感染者の増加、そしてまた国境を超えた拡大はその間も進行しますので、日本の場合を例にとると、インドネシアが初発であればその2~4日後、中国が初発であれば1日前から同日あるいは1日後に、日本での最初の患者が確認されることになります。

つまり、ほぼ同時に世界中で感染が確認されることも十分にあり得ることになります。ましてや、さらにインドネシアや中国での確認が遅れれば、日本をはじめ先進国での確認の方が早くなるという可能性すらあり得ます。

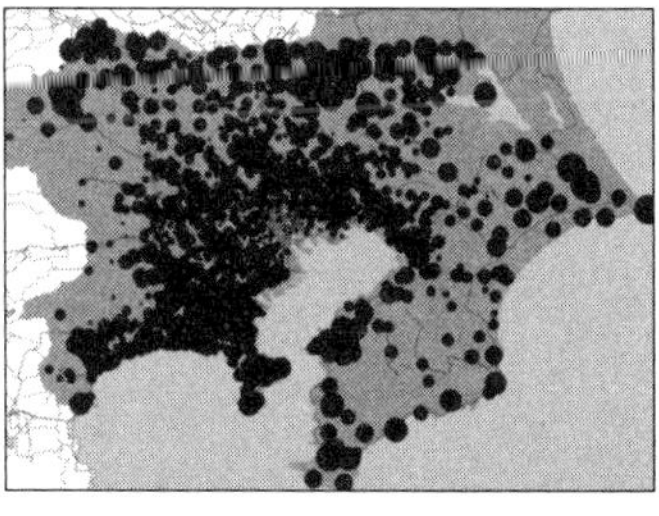

対策なし

36日目

第4章 新型インフルエンザの拡大予測――国内での拡がり

モデルの概要

ｉｂｍモデルの限界

第2章でｉｂｍ（individual based model）の概要を説明しました。ｉｂｍは、現在使用されている感染症数理モデルの中でも広く用いられています。しかしながら、モデルでは、生活様式、たとえば世帯構成や通勤・通学距離、あるいは学校や事業所のサイズなどは全国の分布に合わせてはいるものの、仮想的でした。また、通勤・通学経路、あるいはそれ以外の行動パターンについては、複雑すぎるためにそもそもモデル上無視されています。いわば、家庭と学校あるいは職場内でのみ感染が拡がるモデルになっています。

ここで大事なことは、家庭と学校、職場のみのモデルでは、日本の都市特有の行動がモデルに組み入れられていないことです。それは、通勤・通学で多くの人が利用する「満員電車」です。満員電車は、感染症の拡大にとっては非常に重要な要素になると思われます。特にインフルエンザのような飛沫感染の場合、半径1mないし2m以内に感染させる可能性がありますが、満員電車では、この面積に多くの人がいることになり、非常に密度の高い状態になります。これまでのモデルではこうした満員電車のリスクをそもそも評価するモデルの構造になっていませんでした。

日本でもibmを用いた研究があります（文献1）。これは90万人都市ではありますが、満員電車を組み込んだモデルです。モデルに電車を1本走らせていますが、現実的には複数の複雑な鉄道経路があります。そのすべてを再現したものではないし、ましてや通勤・通学以外の移動はモデル化できていません。多くの日本人あるいは大都市の居住者には満員電車のリスクが気になるので評価すべきところですが、ibmではそれを評価することができません。ましてや、日本全国を考えると、様々な鉄道事情や環境が地域によって異なっています。

一方で、感染症対策の計画は都道府県が行うことになっていますが、それぞれの地域ごとの対策が必要な時に、ibmではそうした地域の特殊性について何ら考慮することができません。仮想的な都市での設定では、おのずとその現実性、妥当性については限界があります。このようにibmでは、一国全体での大きな傾向をとらえるのには適切なモデルかもしれませんが、自治体ごとの具体的な環

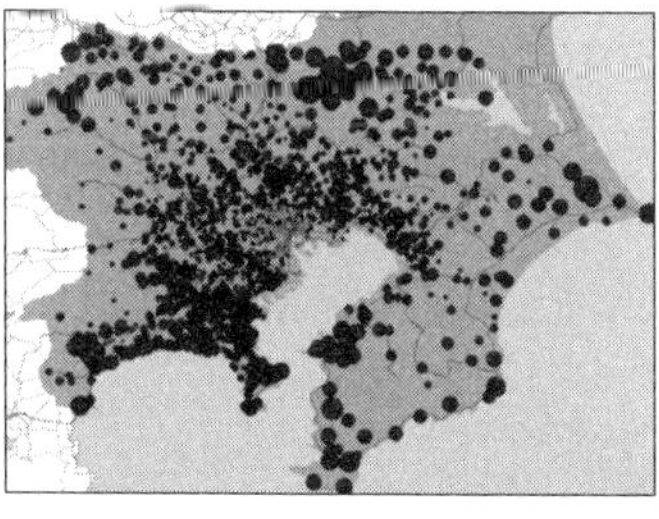

対策なし

38日目

境や対策を評価するには適していません。

実際のデータを用いたibm

では、より現実的なモデルを開発するにはどうしたらいいでしょうか。もちろんibmをより精密にする方法があります。実際の路線にしたがって鉄道や人々の移動パターンを与えるという方向性もあり得るでしょう。しかし、地域特性の路線情報、人の行動パターンは、限りなく組み合わせが存在し、それらすべてを用意することは、膨大な作業になります。基礎データとして精密なものを用意するという点ではよいかもしれませんが、このような作業を進めていたら、とてもパンデミック到来までに間に合うとは思えません。また、このように精密なデータを用意したとしても、現実の交通ネットワーク、生活パターンを描写できるわけもなく、いずれにしても仮想的にならざるを得ません。

そこで、逆に本章では、実際の人の所在、移動のデータからモデルを構築したibmを紹介します。いわばこれまでのibmが下からモデルを精緻に積み上げていくのに対して、実際のデータというこれ以上の現実性は存在しないという意味で最も現実的な情報に基づいてibmを構築するわけです。

このような実際のデータを用いてibmを構築するという試みはこれまでもすでに行われて

います（文献１）。たとえば、Eubankら（文献２、３）はポートランドでの人口１６０万人のデータを用いて、それを天然痘対策に応用しています。残念ながらポートランドでのデータは、「所在」のみのデータであり、そこでは電車をはじめ移動手段内での感染は考慮されていません。

逆に、日本において通勤電車内でのみの接触を計測された研究（文献４）があります。こちらは、「移動」のデータであり、電車以外での接触は考慮されておらず、家庭や学校、職場での感染がモデル化されていません。したがって、所在と移動の両方のデータを同時に扱えることこそ、感染症のモデルとしては不可欠であると言えるでしょう。

新しい方法――パーソントリップ調査を用いたモデル

日本には、実際の「所在」と「移動」を同時に示したデータが調査されています。これはパーソントリップ調査（以下、ＰＴデータ）と呼ばれ、「人（パーソン）の移動（トリップ）」の調査です。どのような人が、いつ、何の目的で、どこから、どこへ、どのような交通手段で動いたかについて調査してあり、１日のすべての動きが把握されています。このデータは、あくまでも都市計画のために調査されたデータで、主に都市の望ましい交通体系のあり方が検討されています。このデータは、知り得る最も現実的な所在と移動の情報です。

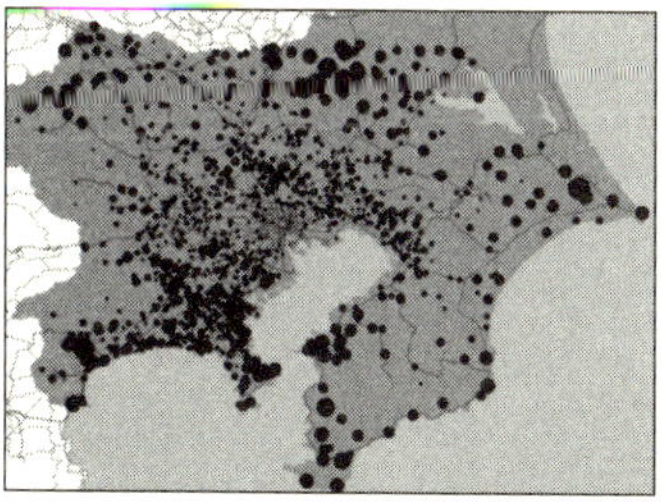

対策なし

40日目

このＰＴデータを用いることで、家庭や学校、職場などの所在地での感染、電車などの移動手段内での感染を組み込むことができます。さらには、このパーソントリップ調査は各地域で実施されているので、地域の現状をありのままに表現することができます。仮想的な都市のモデルでは表現できなかった、固有名詞の都市（たとえば、札幌とか、青森とか）独自の対策に役立てることができます。

こうした実際のデータを用いたｉｂｍ（real individual based model。以下、略してｒｉｂｍ）は、シミュレーション上感染や発症を確認した患者の居住地を具体的に提供できます。それを正確に地図上で表現することによって、空間的な状況を視覚的にとらえることも可能になりました。このことから、感染症対策を計画をするときに、具体的な対策を考案することができるようになります。

このようにモデルを対策立案の基礎的な資料にできることは、従来のｉｂｍ、ＳＩＲ、静学的なモデルでは不可能なことです。いままでのモデルの限界を克服しているという点も、ｒｉｂｍの重要な利点であると言えるでしょう。日本ではシミュレーション結果の地図上での表現は立ち遅れていましたが、ｒｉｂｍによってそれが世界的にも最も高い精度で実現することになりました。

国立感染症研究所感染症情報センターでは、国の新型インフルエンザ対策、バイオテロ対策計画立案のために、このパーソントリップ調査の貸与を受けています。そしてこのデータを用いた研究が、日本において世界に先駆けて開発され実用化されています（文献5）。

本章ではパンデミックにおいて、日本で最初の感染者が発生した以降の感染の拡がりに着目し、構築したモデルとシミュレーションした結果を紹介します。なお、天然痘を用いたバイオテロ対策への応用はすでに行われています（文献6）。

国内の感染拡大シミュレーション

新型インフルエンザ感染拡大シミュレーション（全圏版）

こうしたｒｉｂｍは首都圏においてはすでに行われています（文献5）。ここでは、東京都、神奈川県、千葉県、埼玉県、茨城県（南部のみ）のエリアで実現しました。しかしながら、首都圏を越えた拡大、特に新幹線や飛行機を通じての長距離移動の影響は評価できていません。

そこで本書では、首都圏でのモデルを全国に拡大し、対象人口も日本の総人口の半分を超える規模で、全国モデルとして実施することにします。

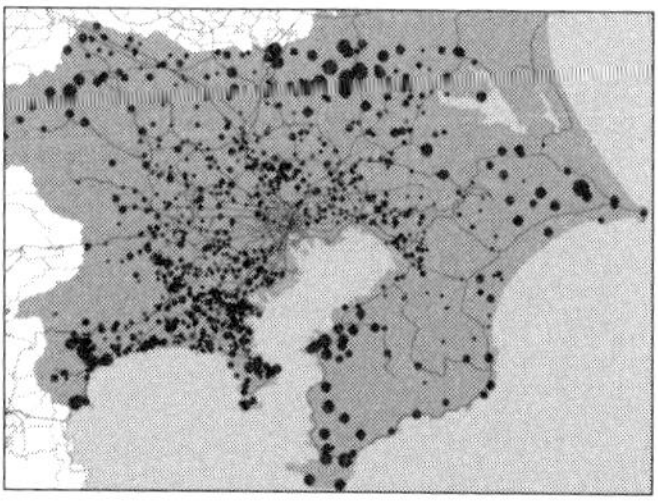

対策なし
42日目

モデルとパラメーター

ＰＴデータ（文献７）は一部地域を除いて全国で実施されています。たとえば、首都圏では１９９８年10～12月に実施され、首都圏在住（夜間人口３４４７万人）の５歳以上約88万人の１日の移動、所在が記録されています。都合、抽出率は約２・７％です。所在は、自宅、学校、職場などの別、１６４８カ所のゾーンで表示され、鉄道に関しては乗降駅、時間も記録されています。

以下では首都圏、関西圏（夜間人口１９２２万人、以下同じ）、中京圏（９５４万人）、福岡（４８１万人）、仙台（１５５万人）、宮崎（50万人）、沖縄（99万人）、札幌（２００万人）の計７３０８万人を対象としたＰＴデータを用いたシミュレーションを紹介します。これら各地のＰＴデータの調査実施年、調査方法や項目、抽出率は多少異なりますが、基本的には首都圏と同様です。データに含まれる個人数は２２０万人を超えています。

このデータを用いて、シミュレーションをするための準備をします。まず6分ごとにデータ上の人口（首都圏でしたら約88万人）全員の「所在」を明らかにします。このようにすることによって、１日を２４０回に分割して、それぞれの

式（1）：$n \times 3.14 \times$（復元倍率）／ 1000^2

式（2）：$n \times 3.14 \times$（復元倍率）／ 1200

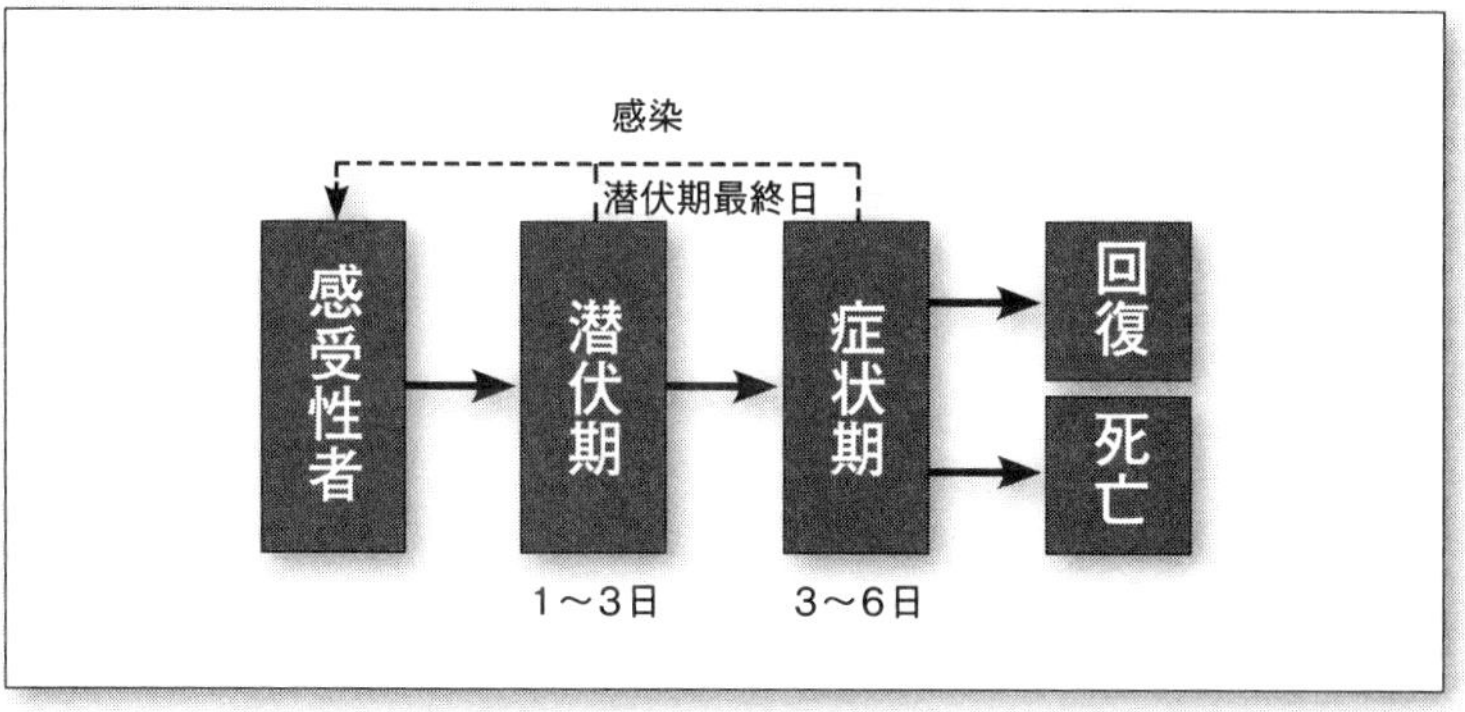

図13　インフルエンザの自然史（病気の進行過程）

時間にどこにいたのかを明らかにできます。次に、接触回数を求めます。その上で、社会および電車内における半径1m以内の人数を計測します。ここでの社会での接触とは、所在の区別（自宅、学校、職場などの別）とゾーンで定義されているために、そこでの接触密度は、接触回数をゾーンの平均面積（1㎢）で除した数値で表せます。

つまり、ある時間あるゾーンでの社会における接触をn回とすると、半径1m以内での接触は、**式(1)**で与えられます。

同様に電車での接触密度は、乗車した車両は不明ですので、たとえば首都圏ではz両編成としてその床面積を1200㎡として、そこでの半径1mでの人数として定義されます。つまり、ある時間電車での接触をn回とすると、半径1m以内での接触は、**式(2)**から推定されます。

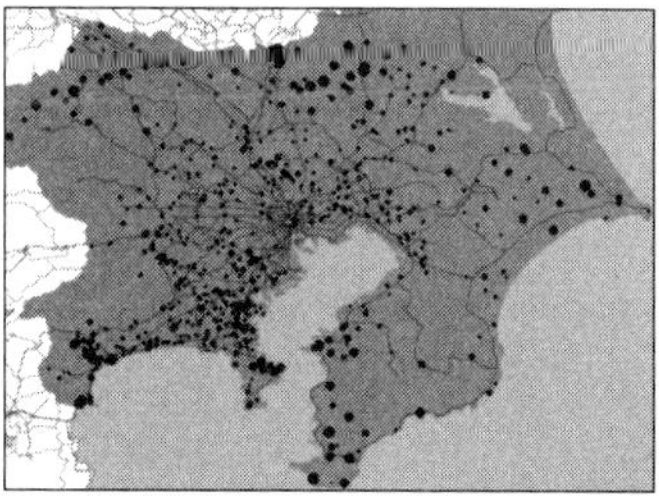

対策なし

44日目

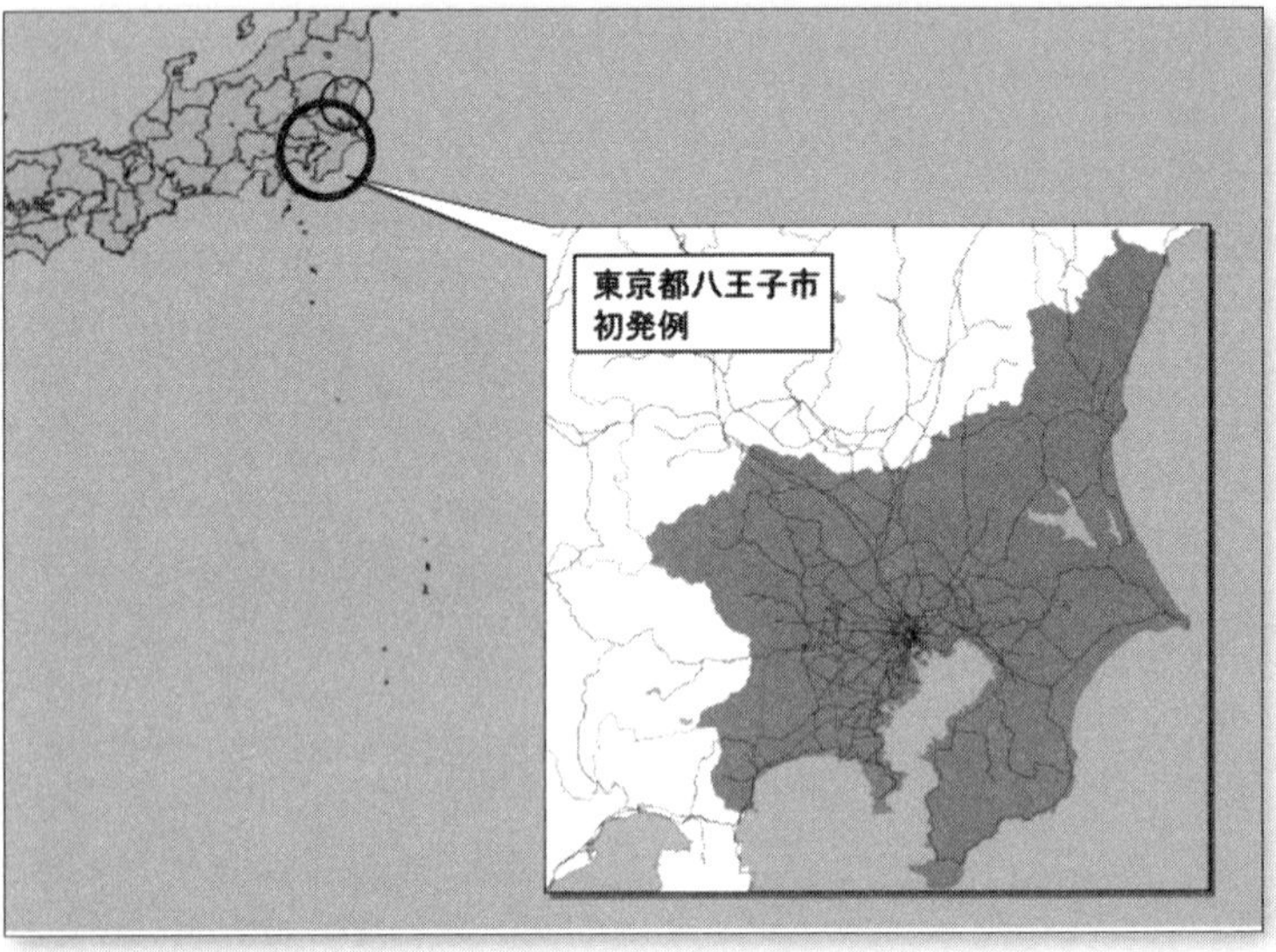

図 14　初発例感染 3 日目

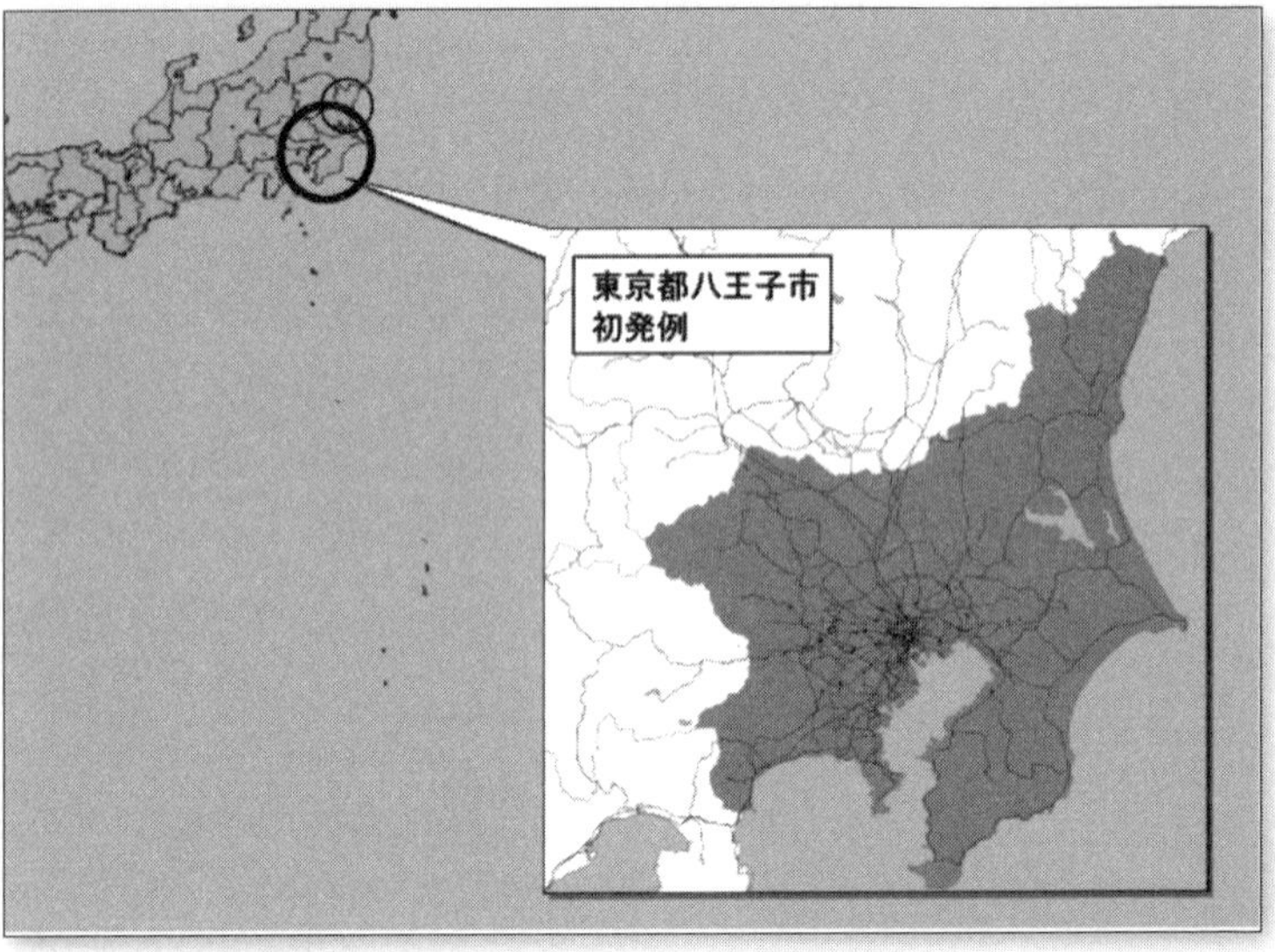

図 15　初発例感染 4 日目

次に、シミュレーションで用いるパラメーターを想定します。インフルエンザの自然史（病気の進行過程）は図13に示されています。感染するとまず、潜伏期が1～3日間続きます。潜伏期とは、感染してから症状が出るまでのことです。潜伏期は、病原体によって異なっており、インフルエンザ以外の感染症は、たとえば、はしか（麻疹）では2週間、水ぼうそう（水痘）では2～3週間とされています。その症状の出ない潜伏期の最後の日にはすでに弱い感染性が生じているとされています。つまり、症状が出る前にすでに他の人に感染させる可能性があるということです。

潜伏期を経て、インフルエンザに典型的な激しい症状を呈する症状期に入ります。この期間の感染性は高いです。しかし、症状期は、高熱が出るため、外で出歩くことが困難になり、自宅などで就床したり、欠勤・欠席したり、社会的な意味での活動性が低下します。しかしながら症状期であっても日常活動を続けることは季節性インフルエンザでは一般的です。勤労者であればむしろ、症状期においても通勤や勤務を続ける人が多いかもしれません。

新型インフルエンザにおいても、比較的軽症な場合であれば、日常活動を続けることも十分に考えられます。この症状期は3～6日間続きます。その後回復す

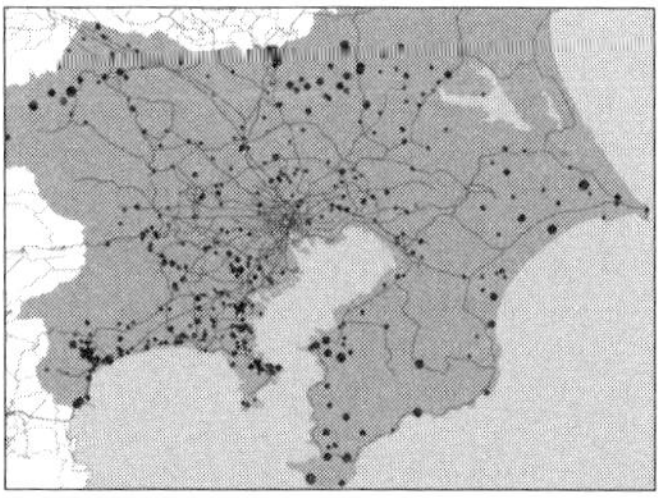
対策なし
46日目

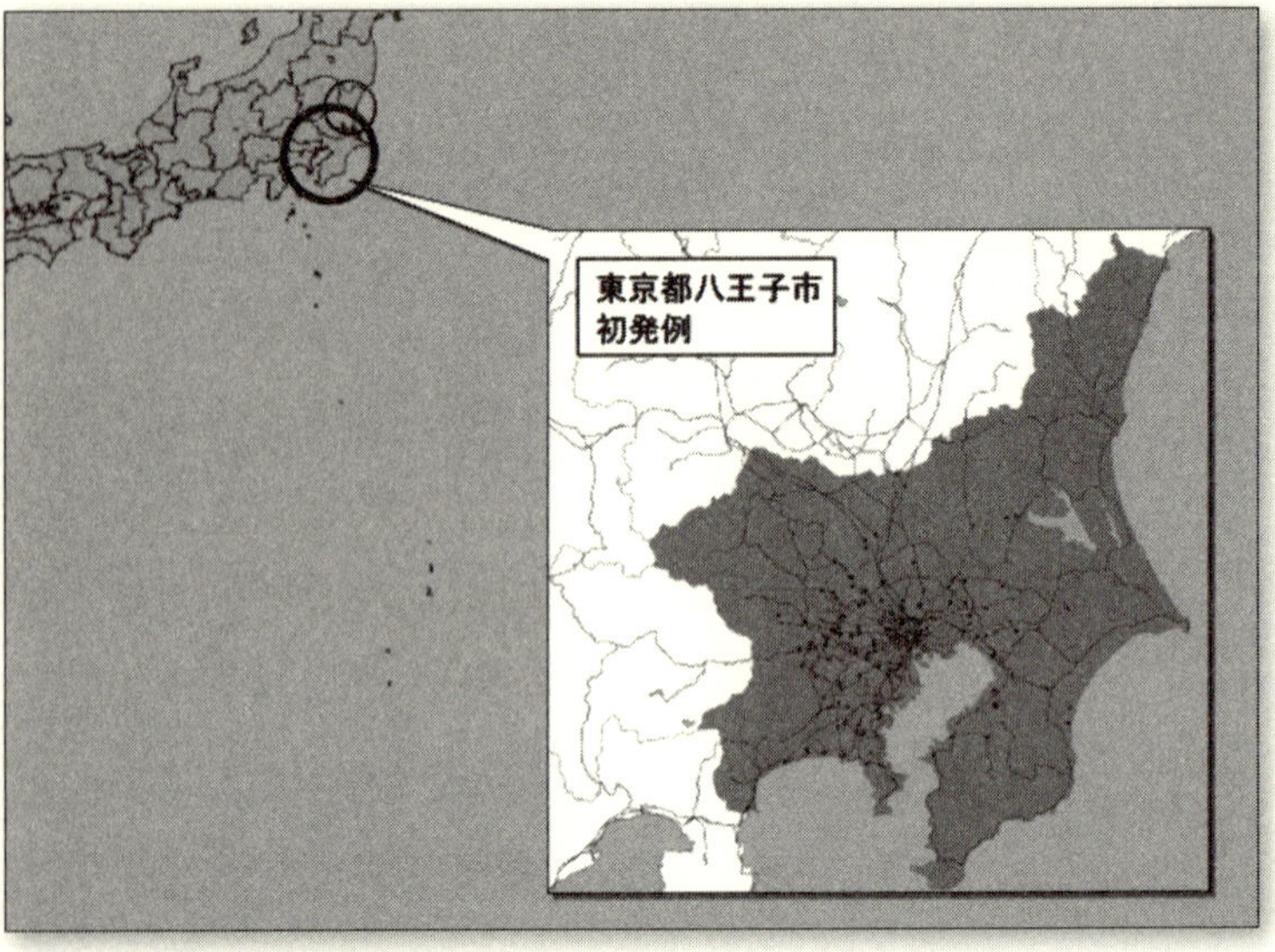

図 16　初発例感染 5 日目

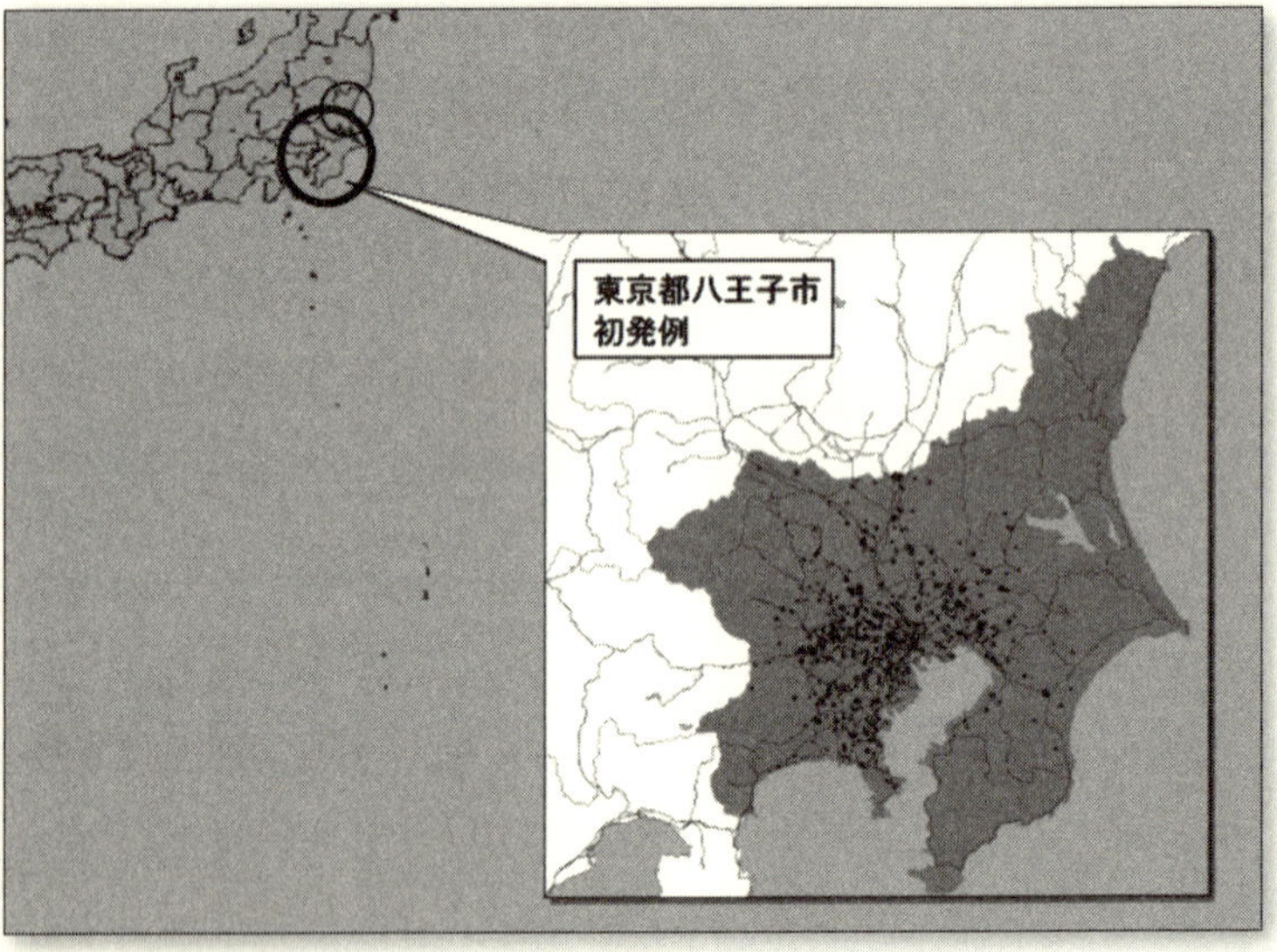

図 17　初発例感染 6 日目

るか、あるいは場合によっては死亡することになります。回復すればすでに免疫を獲得しているので、少なくとも数カ月は同じ亜型のインフルエンザウイルスに感染することはありません。

他方で、潜伏期のまま症状期を経ずして回復する場合もあります。このような感染しても発症しない場合を「無症候例」と呼びます。無症候例であっても、潜伏期の最後の日と同様に弱い感染性はあります。しかしながら本人は症状の自覚がないので、社会的な活動性は高いです。無症候例は、日本（文献8）や海外（文献9）での研究から、およそ3分の1から半分の感染者で生じるとされています。

これらの想定はアジアかぜあるいは香港かぜでの観察に基づくものです。おそらくは季節性インフルエンザにおいても同様であると推測されます。ただ、次のパンデミックにおいて同様であるかどうかは、発生してみないと分かりませんが、最も可能性が高い自然史であるとして、多くの数理モデルで採用されています（文献10、11）。

感染性についても、家庭や社会における感染性R_0（周囲の者全員の免疫がない場合、1人の発症者からに感染する平均的な人数）を1.5とします。これは、こ

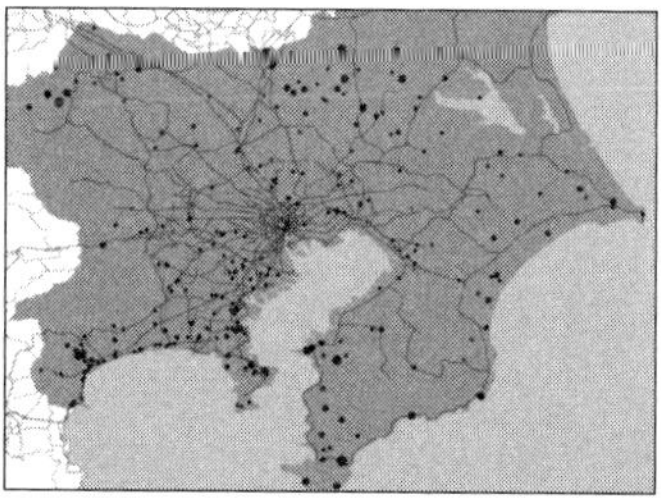
対策なし
48日目

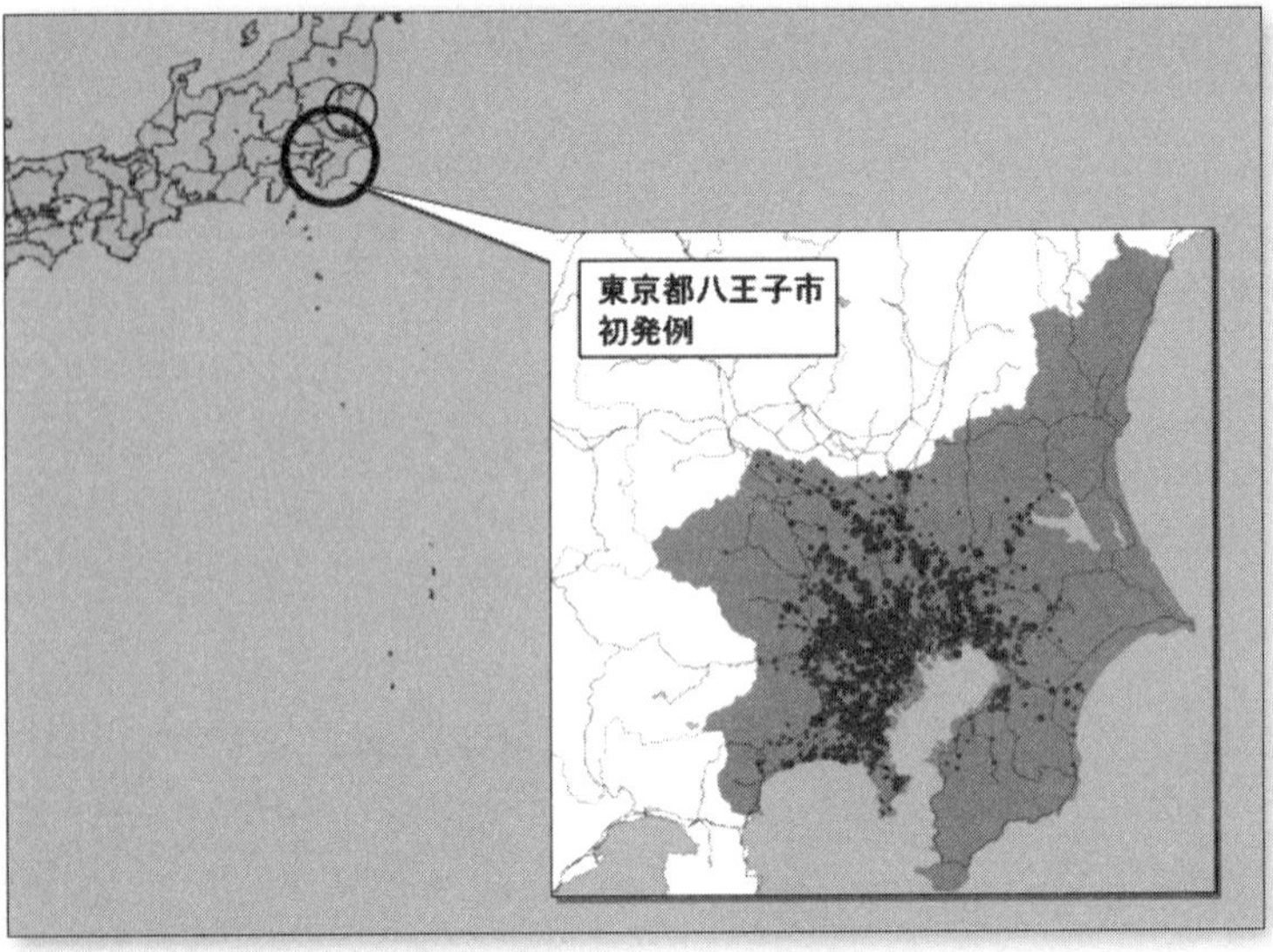

図 18　初発例感染 7 日目

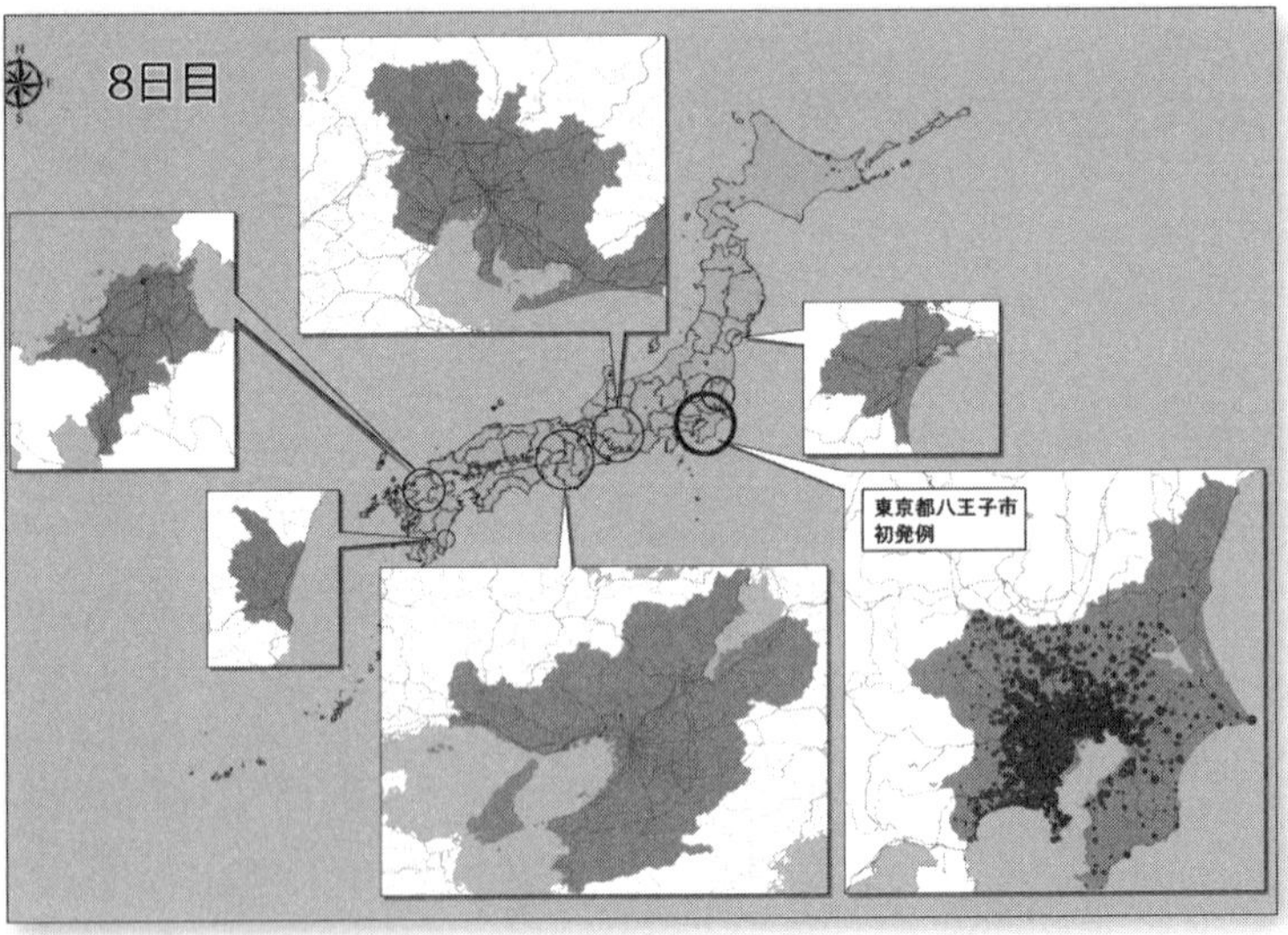

図 19　初発例感染 8 日目

れまでに公表されている多くの数理モデルでの設定、１・５〜２よりもやや低いです。逆に、これまでの数理モデルでは満員電車など公共交通機関での感染性が検討されたことがないので、よく分かっていません。ですので、R_0を設定するのではなく、むしろ前述したように接触回数を勘定して、密度に応じた感染性を定義しています。

したがって全体的な感染性はR_0で言えば１・５よりも大きな数値になっています。ただし、実際のシミュレーションにおける感染性は、その地域の特性にも依存し、また、初発例のシナリオ、あるいは感染拡大の経路にも依存してくるので決して一定ではありません。あくまでもR_0は平均的な感染性を示しているにすぎません。

また、ＰＴ調査が実施されている各都市圏の間の移動は生活圏間流動表を用います（文献12）。これは２０００年に調査されており全国を２０７カ所の生活圏に分けてそれぞれの生活圏間での移動量を測っています。

シミュレーションのシナリオ

シミュレーションにおける初発例（最初の患者）のシナリオは、海外で感染した人が、感染３日後つまり潜伏期に日本に帰国した場合とします。感染者は帰国後、直接自家用車で八王子の自宅に帰宅し、その後感染性を有するとします。この人

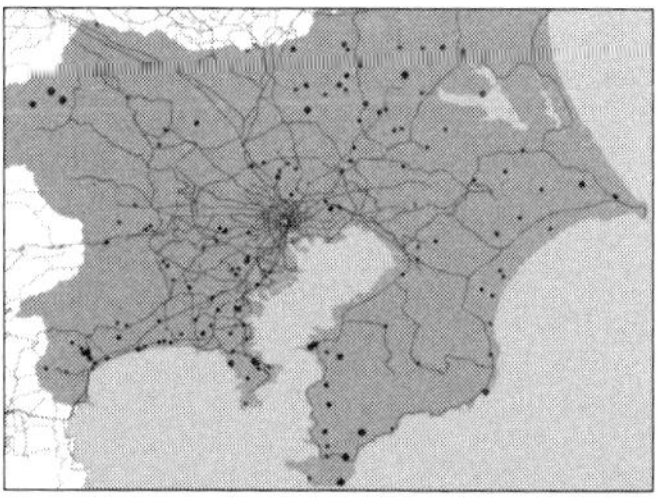

対策なし

50日目

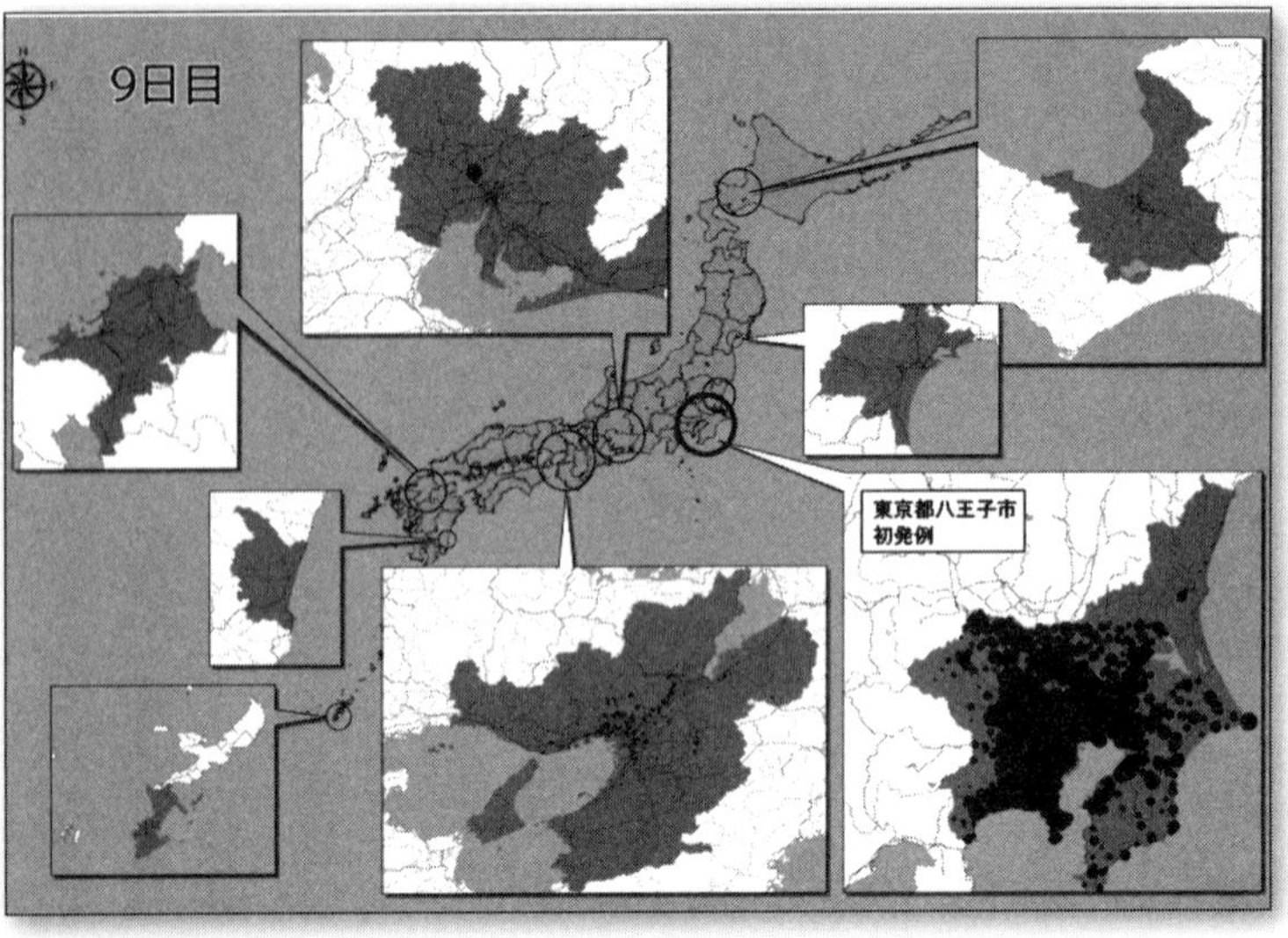

図 20　初発例感染 9 日目

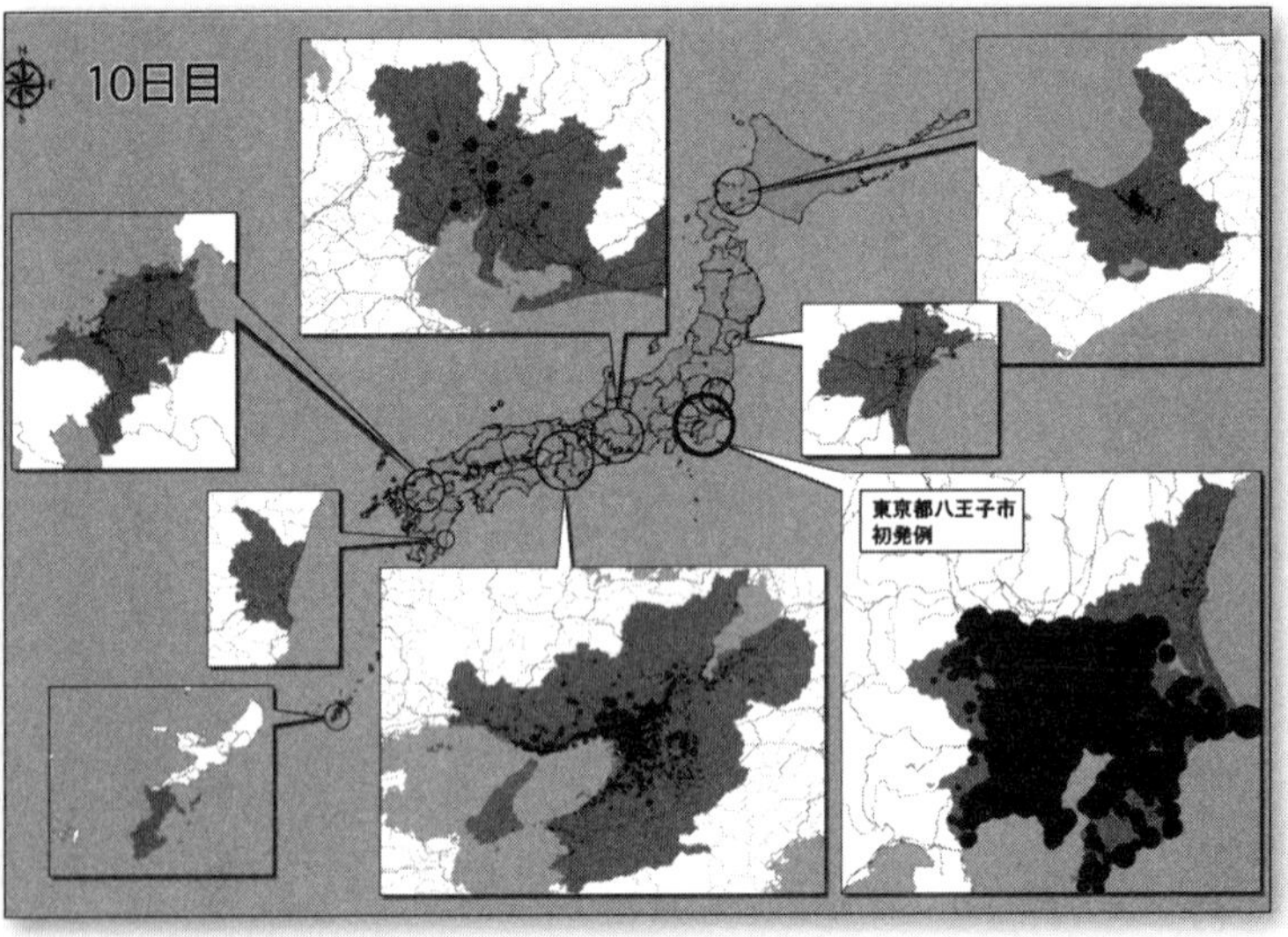

図 21　初発例感染 10 日目

のことを、初発例とよびます。職場は丸の内としてJR中央線で通勤するとします。シミュレーション結果の地図表現は、国土交通省国土地理院発行の数値地図25000とESRIジャパンの都道府県地図情報を利用し、ArcGISを用いて作成しました。

シミュレーションの結果（何も対策をしなかった場合）

図14～25は、初発例感染第3日からの感染拡大の様子を示しています。図中の黒点は、その日に新たに感染した者をその居住地で表記しており、大きさは人数を反映させています。

初発例に症状が出て、医療機関に受診するのが感染5日目午後とします。おそらく、医療機関では、臨床診断だけではなく、病原体診断をします。病原体診断は、地方衛生研究所および国立感染症研究所で行われることになります。ここで、新型インフルエンザによる感染が確認されるのは感染6日目になります。直ちに、国民に公表されるとしても、最速で対応の意思決定がなされてその対策の実行に移されるのは感染7日目です。

感染7日目の感染拡大範囲はどれくらいになっているでしょうか。それは、図18（86ページ）に示されています。地理的には首都圏全域に及んでいます。この

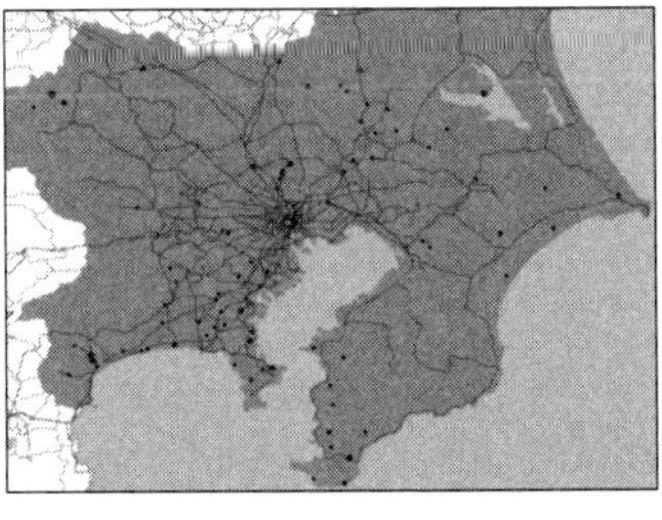

対策なし

52日目

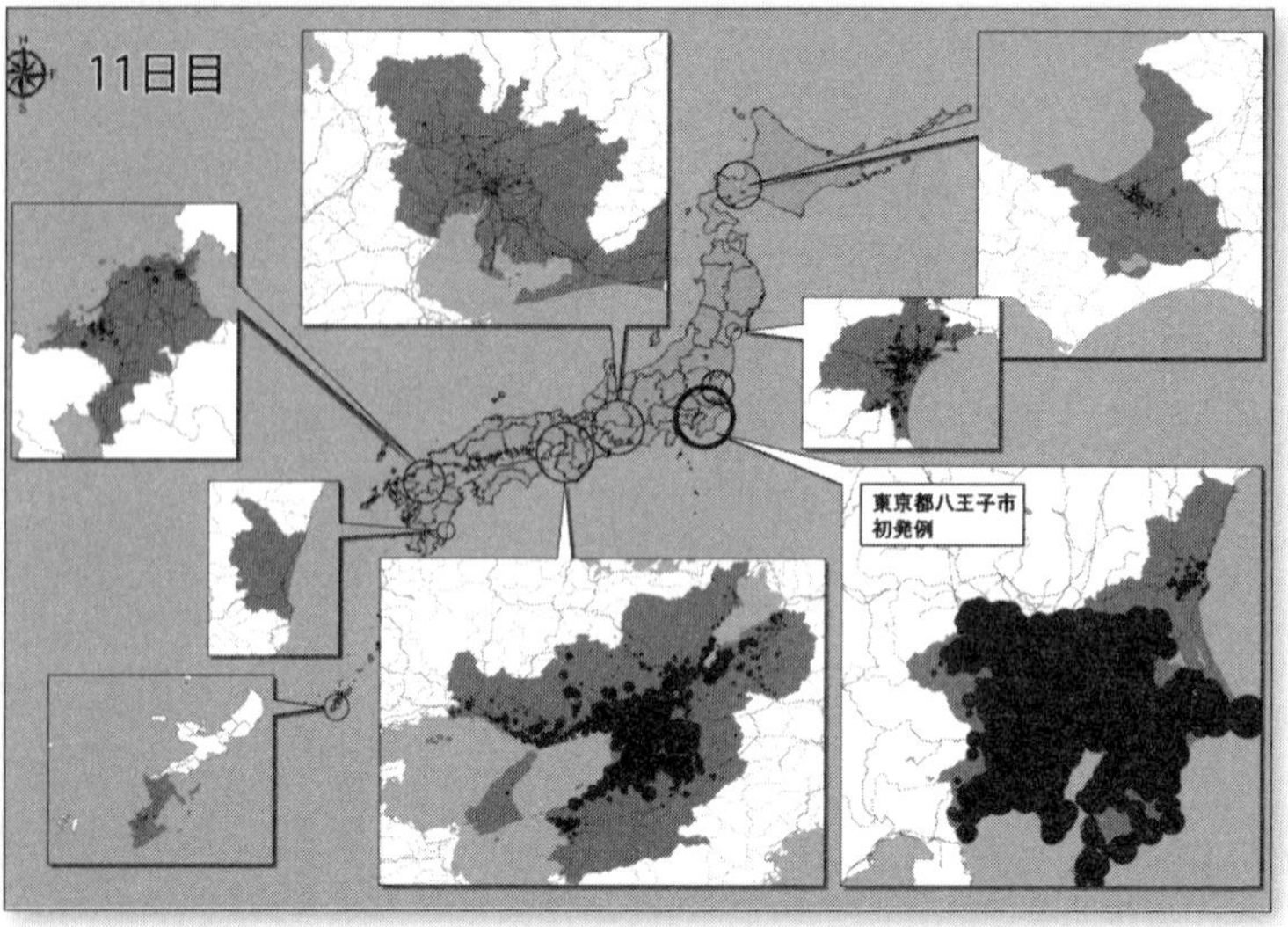

図 22　初発例感染 11 日目

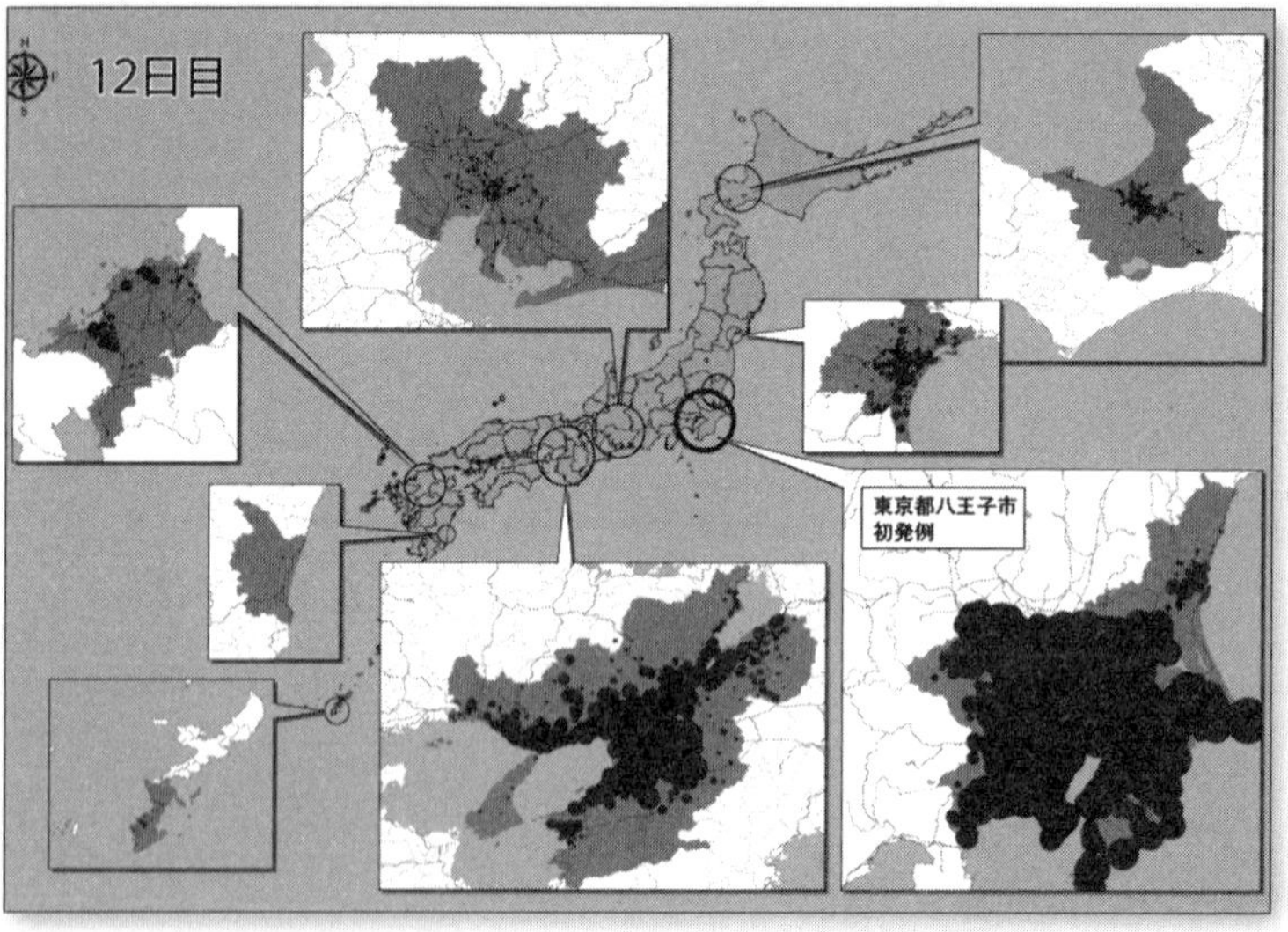

図 23　初発例感染 12 日目

時点での感染者数は約１万人です。３３００万人のうちの１万人ですので、０・03％と少ないです。しかし、地図で確認できる通りに、その地理的な拡がりは広大です。しかしながらこの段階では、他の都市での感染者は出ていません。これは第７日目でも感染率はわずか０・03％に過ぎず、全国への拡散が発生するには感染者の一定の集積が必要であることを示しています。

全国に都市圏をまたいでの拡散は初発例感染第８日目から見られ、京阪神圏、福岡では数カ所、その他の地域では１カ所で感染が確認されます。それ以降京阪神圏では首都圏同様急激に感染が拡大しています。中京圏、福岡、仙台ではそれに次いでいます。ところが、宮崎では第11日目でも新規感染は６名にとどまっています。こうした地域による特性は、初発地域である首都圏との交通の密度、また、都市圏内での鉄道利用率に強く影響を受けていると推測されます。

今後の展開

本章では実際の移動データを用いてパンデミックの全国的な感染拡大状況を見てきました。これは、これまでのモデルであるｉｂｍがあくまで仮想的な都市あるいは国を想定していたのに対して、現実的な対策立案に活用できるモデルを提示できたと言えるでしょう。こうしたシミュレーションの結果は各地の自治体に

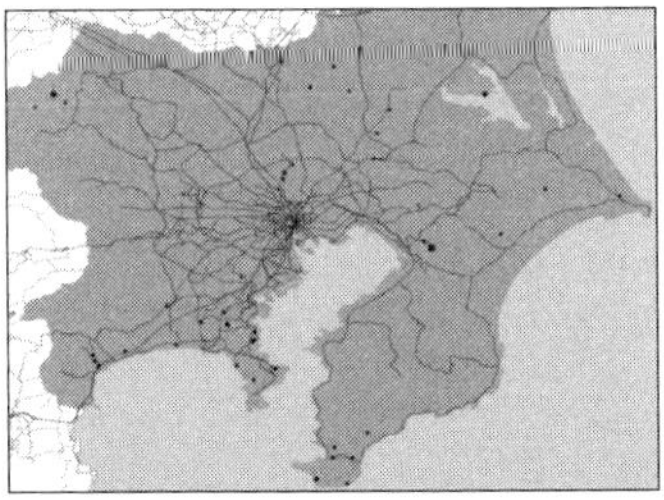

対策なし

54日目

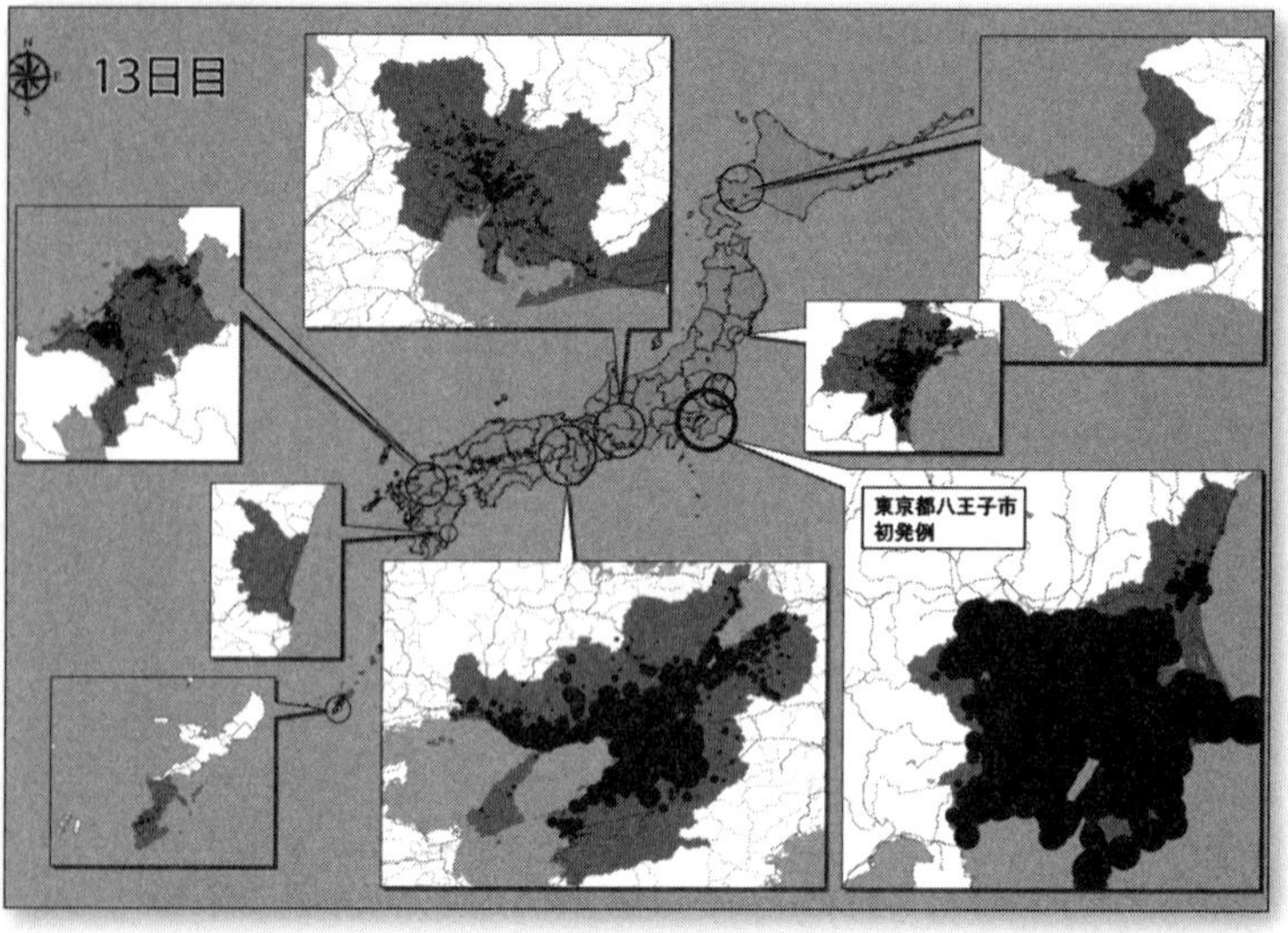

図 24　初発例感染 13 日目

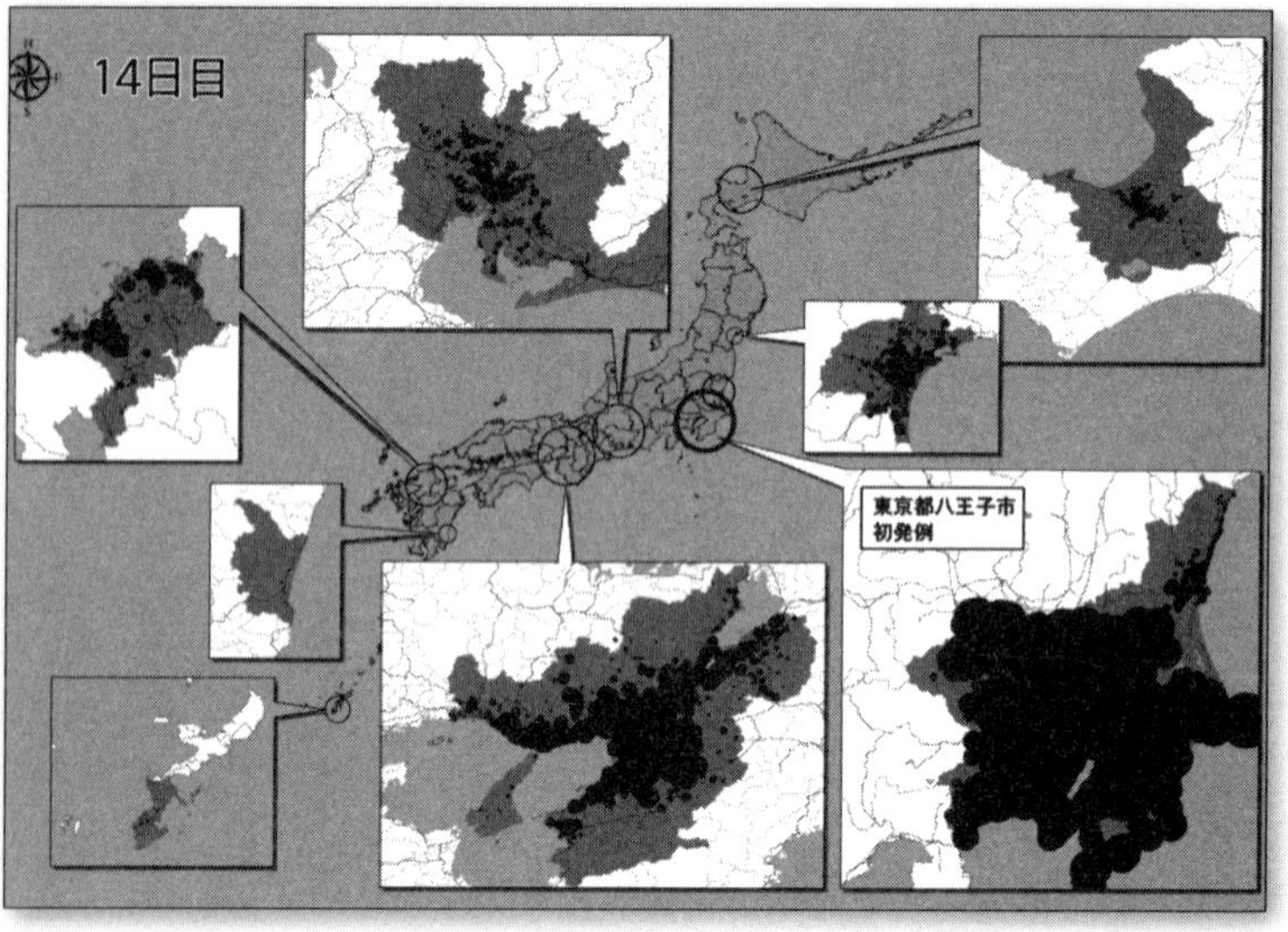

図 25　初発例感染 14 日目

提供し、訓練や、啓発、また対策立案に活用されています。

現在、佐賀、福島、秋田などでの作業が進められており、全国モデルが順次拡大されています。さらに、浜松、静岡、新潟、広島といった実施されていない政令指定都市を含む他のＰＴ調査実施地域でのモデル化を進めると、対象人口は８０００万人をモデル化することができます。また、ＰＴ調査が実施されていない地域においては、本章で紹介したｒｉｂｍをそのまま適用することはできませんが、国勢調査などの情報に基づいたｒｉｂｍを構築し、ＰＴデータに基づくシミュレーションと結合させ、本当の意味で全国的なモデルにする必要があるでしょう。さらに、ＰＴデータでは十分に表現できない非日常的な部分、たとえば医療機関内での院内感染、高齢者福祉施設での施設内感染についても、従来のｉｂｍの技術で表現し、それをｒｉｂｍの一部として組み入れることでより精密なモデルとすることができると期待されます。

最近、こうしたシミュレーション結果は対策の判断材料として活用され始めてきました。今後の改訂においては不可欠なツールになると期待されています。

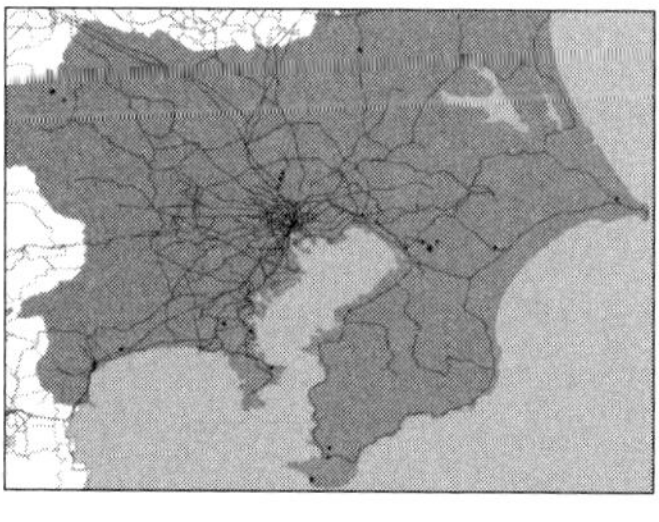

対策なし

56日目

第5章 新型インフルエンザへの対策——地域封鎖

地域封鎖の有効性と現状

地域封鎖とは

地域封鎖とは、発症者が発生した地域の周囲を封鎖し、人の出入りをなくすことによって、その封鎖された地域外へのウイルスの拡散を抑制し、感染拡大を限局化しようとする対策です。ヒトーヒト感染である以上、感染者が封鎖された地域から一歩も出なければ、その地域外への感染拡大を防ぎ封じ込める可能性があります。

ただし、発症者が発見された時点ですでに封鎖された地域の外に感染者が出ていれば、もはや地域封鎖は手遅れで、封鎖された地域の外で流行が起こり、感染拡大を防ぐことはできません。ワクチンや抗ウイルス剤といった薬剤が有効でない、あるいは十分量確保できず、また致死率が高い場合には最後に残されたもっとも根本的な対策であると言えるでしょう。平成19年3月26日に新型インフルエンザ専門家会議が策定した新型インフルエンザ対策ガイドライン（フェーズ4

以降）第９章初期対応戦略では地域封鎖は初期対応戦略の一つの選択肢として明記されています。

その法的根拠は、「感染症の予防及び感染症の患者に対する医療に関する法律」（略して感染症法）の第三十三条には「交通の制限又は遮断」として、

都道府県知事は、一類感染症のまん延を防止するため緊急の必要があると認める場合であって、消毒により難いときは、政令で定める基準に従い、七十二時間以内の期間を定めて、当該感染症の患者がいる場所その他当該感染症の病原体に汚染され、又は汚染された疑いがある場所の交通を制限し、又は遮断することができる。

とあります。

地域封鎖の現実的問題

しかしながら、これは発症者の自宅や立ち寄り先での封鎖を想定していると考えられ、地域という広い単位での封鎖を実施できるかどうかは疑問が残ります。また仮に、法的には地域封鎖を実施できるとして、実施するには膨大なエネルギーが必要です。「すでに感染している恐れがあるのでこの地域から出ないでください」と

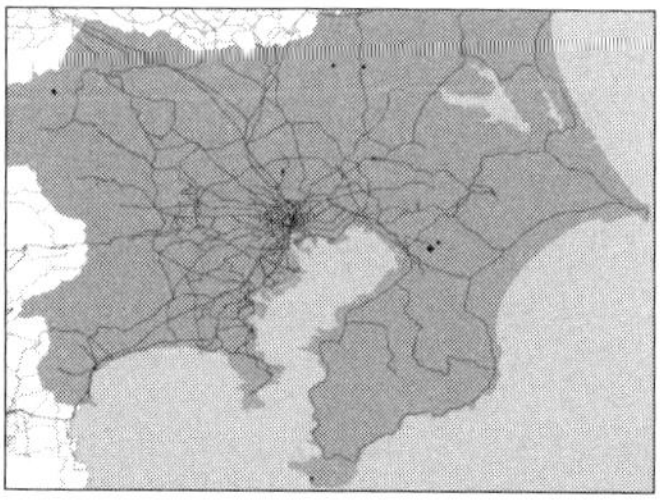

対策なし

58日目

呼びかけても、致死性があればあるほど、治療を求めて人々は地域外へ出ようとすることは間違いありません。もちろん感染症法には、第三十三条に違反した場合の罰則も定められており、第六十九条五項には罰金50万円とあります。しかし、それを取り締まり、地域封鎖を実施するには警察力が必要です。仮にFerguson（文献1）が検討したように半径５kmを封鎖すれば、封鎖しなければならない周囲は32km以上になります。地域外への移動を有効に阻止するためには１m間隔で配置するとすれば３万２０００人の要員が必要になります。それも交代要員が必要でしょうから、10万人近い要員が必要です。

また、地域封鎖された対象に、居住の人々には食料、医薬品の供給が必要です。半径５kmの円は山手線をすっぽり包み込み、大都市でもその主要部分より広大な面積です。都市部で実施された場合には、その居住者は１００万人を軽く超えるでしょう。

はたしてそのような膨大なエネルギーを費やして、地域封鎖は日本において奏功するのでしょうか。これに答えることができるのは、前章で紹介した数理モデルによるシミュレーションｒｉｂｍしかあり得ません。これを用いれば、地理的な拡大を示すことができます。当然ながら、感染拡大には、地域差もあるでしょう。首都圏と地方都市では事情が異なるであろうことは誰もが想像することです。そうした漠然としたイメージでは議論はかみ合わず、対策の是非を決定するためには明確な根拠が必要です。本章ではそれを見ていくことにしましょう。

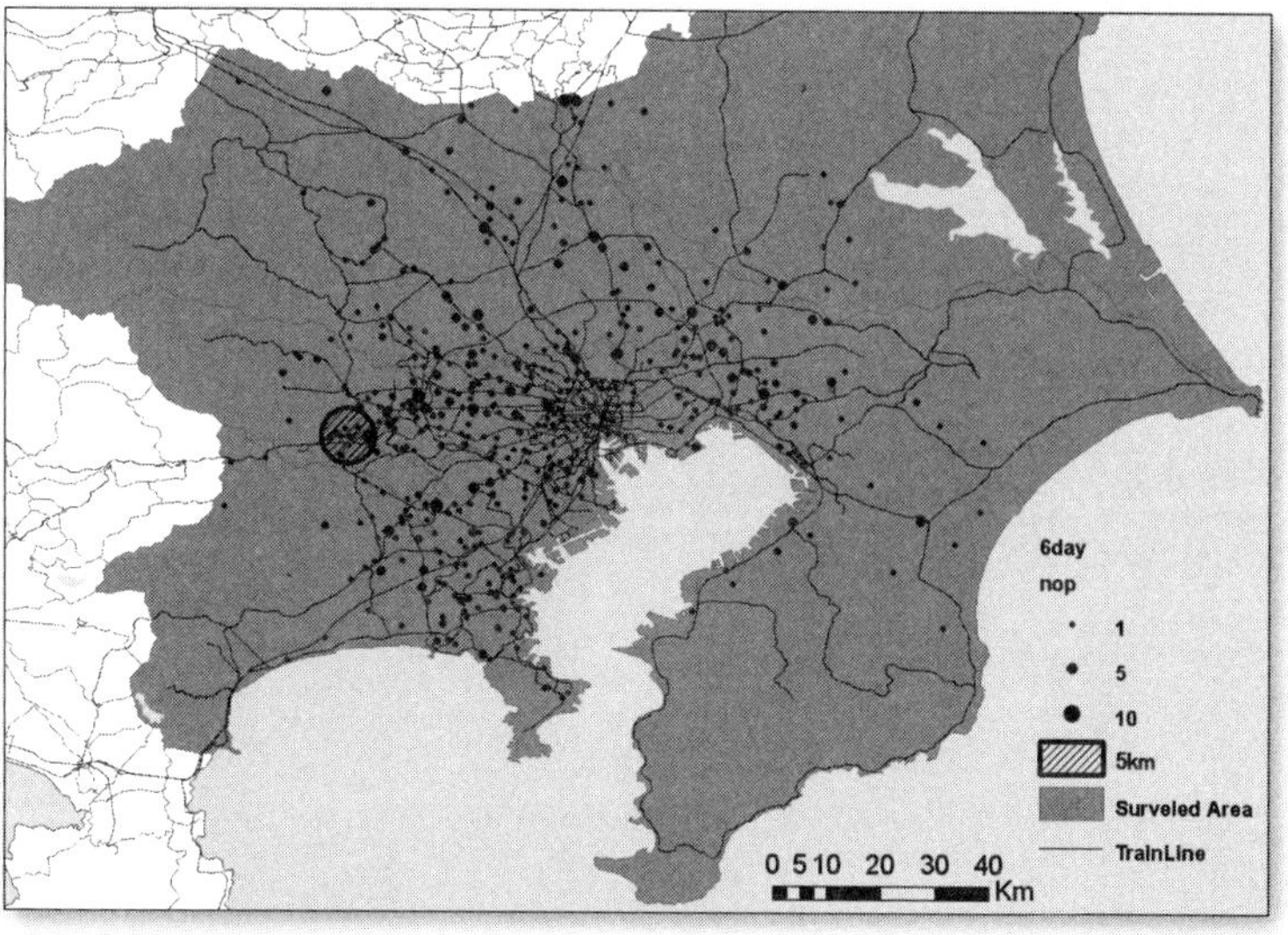

図26　首都圏での初発例から半径5kmの地域封鎖

地域封鎖のシミュレーション

首都圏での地域封鎖

まず、前章で見た首都圏で初発例（最初の患者）が確定された場合での地域封鎖の効果を見てみましょう。初発例は八王子在住と仮定されていたので、対策開始日である初発例感染第7日目から、八王子の初発例自宅の周囲5kmが封鎖されたとしましょう。

当然のことながら、対策が実施されるまで、つまり初発例感染第6日目までは、何ら変化がありません。図26は第6日目に感染した人の住所の分布に5kmの範囲を網掛けで図示しています。確かに5kmの半径の中に10

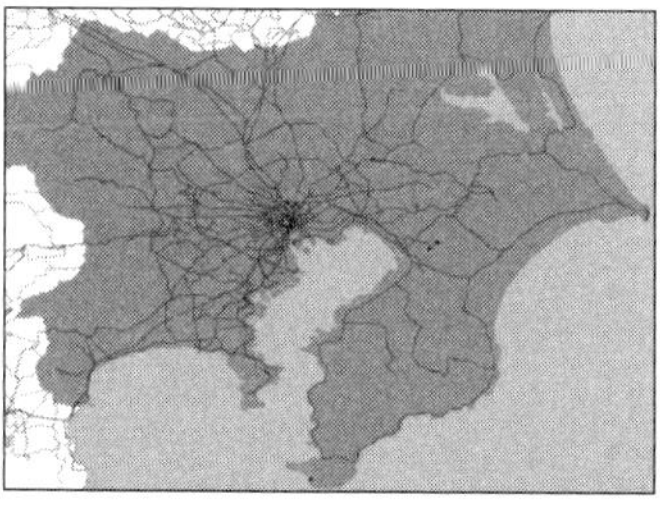

対策なし

60日目

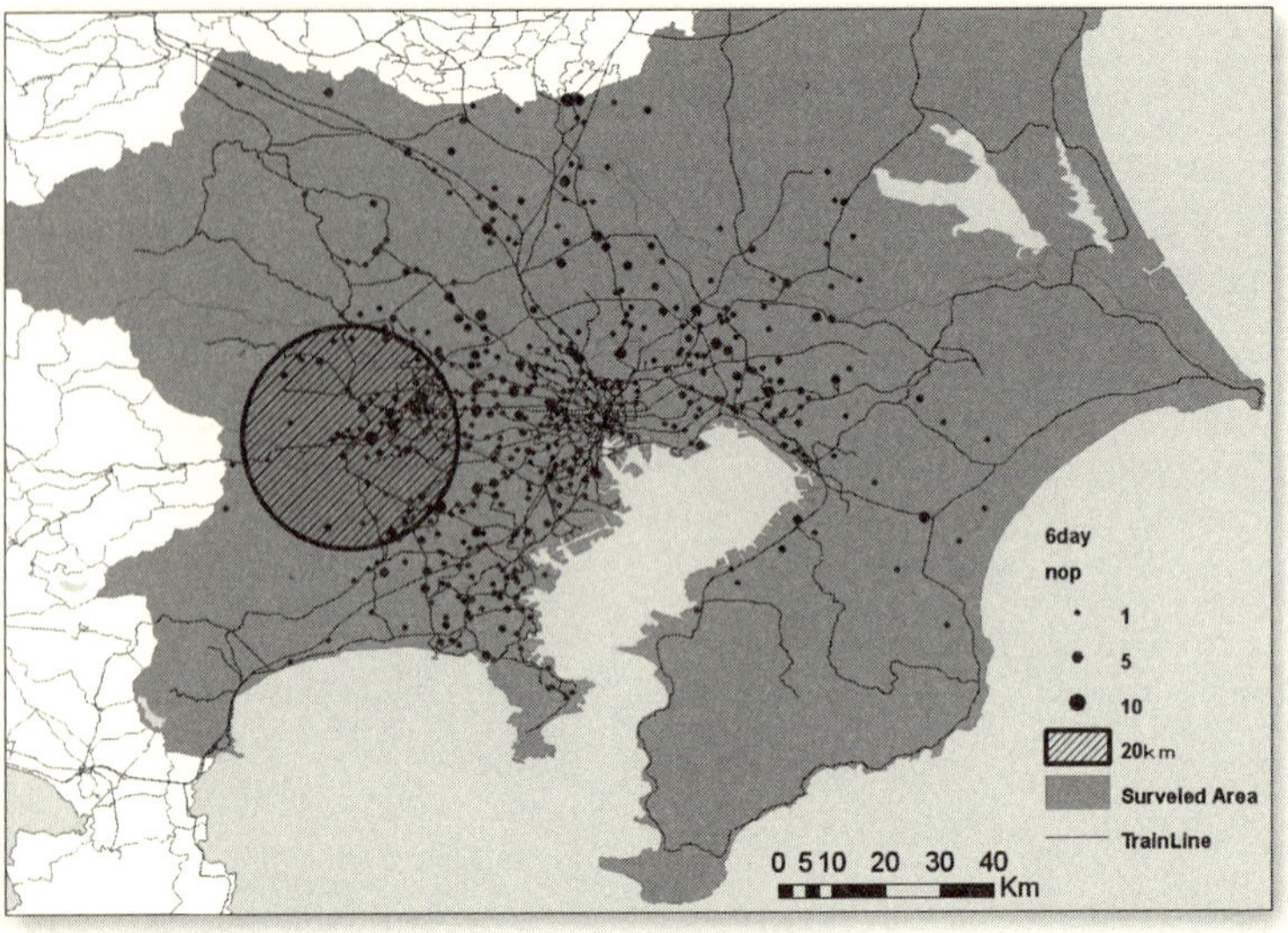

図27　首都圏での初発例から半径20kmの地域封鎖

名ほどの感染者がおり、この10名からは地域封鎖の域外への感染は防ぐことができるでしょう。しかしながら、図から明らかなように、ほとんどすべての感染者はもともと地域封鎖の外に居住しており、地域封鎖による影響をまったく受けません。したがって、5kmの地域封鎖は結果として何の感染拡大の抑制にも寄与しません。

　では、5kmの範囲で狭ければ半径20kmを封鎖すれば効果的でしょうか。図27はその範囲を示していますが、やはり大多数の感染者は地域封鎖の域外にもともと居住しています。したがって、さすがに20kmの地域封鎖によって一時的な感染拡大抑制の効果はあるでしょうが、封じ込めることが不可能であることは明らかでしょう。

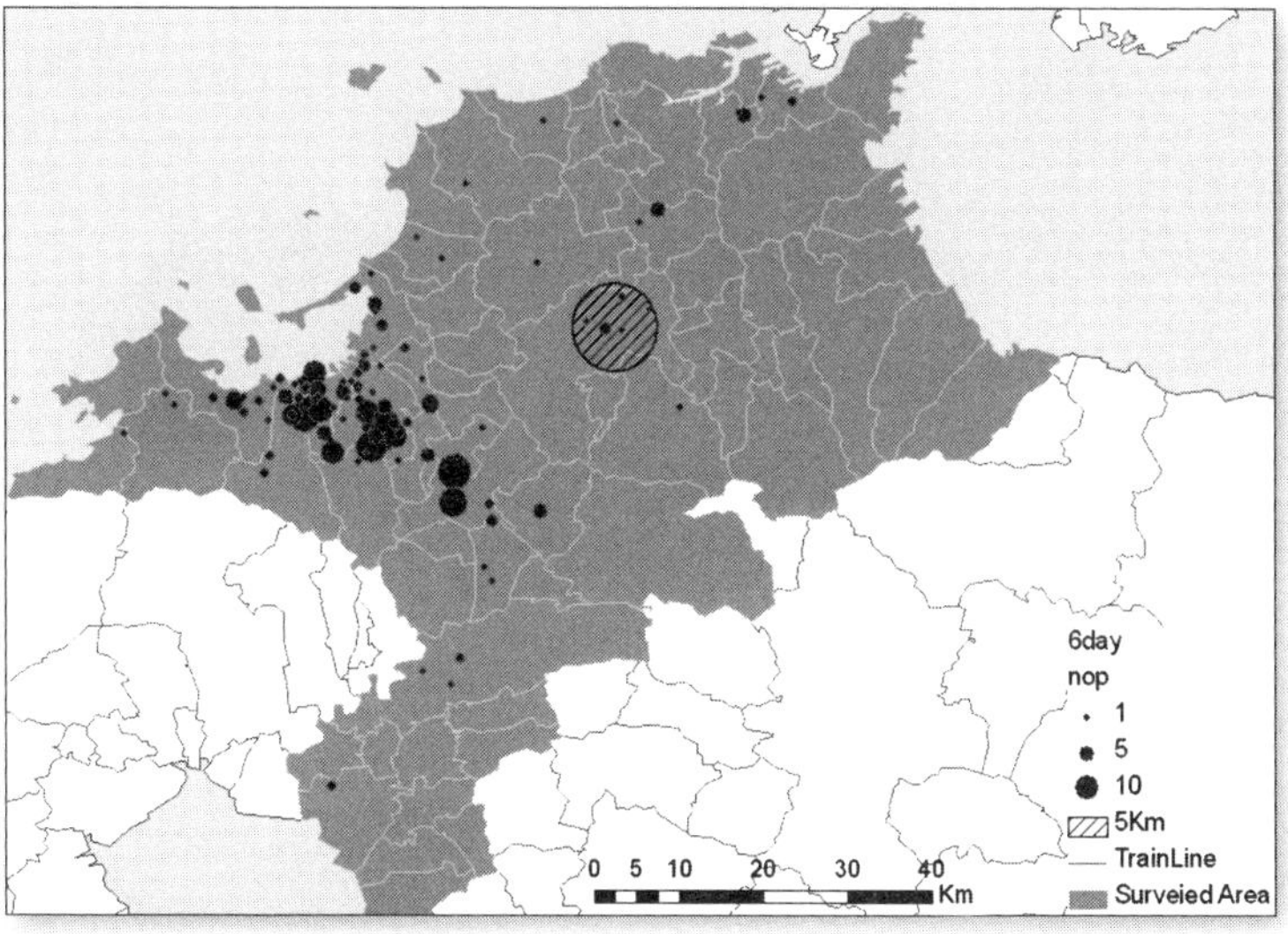

図28　福岡での初発例から半径5kmの地域封鎖

福岡での地域封鎖

では、首都圏以外の大都市の事例として福岡を見てみましょう。ここでは福岡市や北九州市といった人口密集地以外での初発例を検討することにしましょう。

シナリオは先の東京が初発である場合と同じシナリオですが、初発の住所を福岡としてみます。具体的には初発例を飯塚市在住と仮定して、首都圏と同様に対策開始日である初発例感染第7日目から、飯塚市の初発例自宅の周囲5kmが封鎖されたとしましょう。

図28はその状況を示しています。確かに5kmの半径の中に6名ほどの感染者がおり、

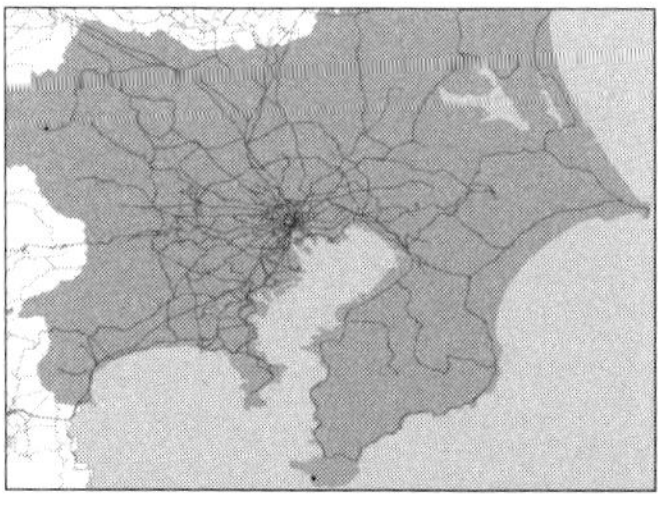

対策なし

62日目

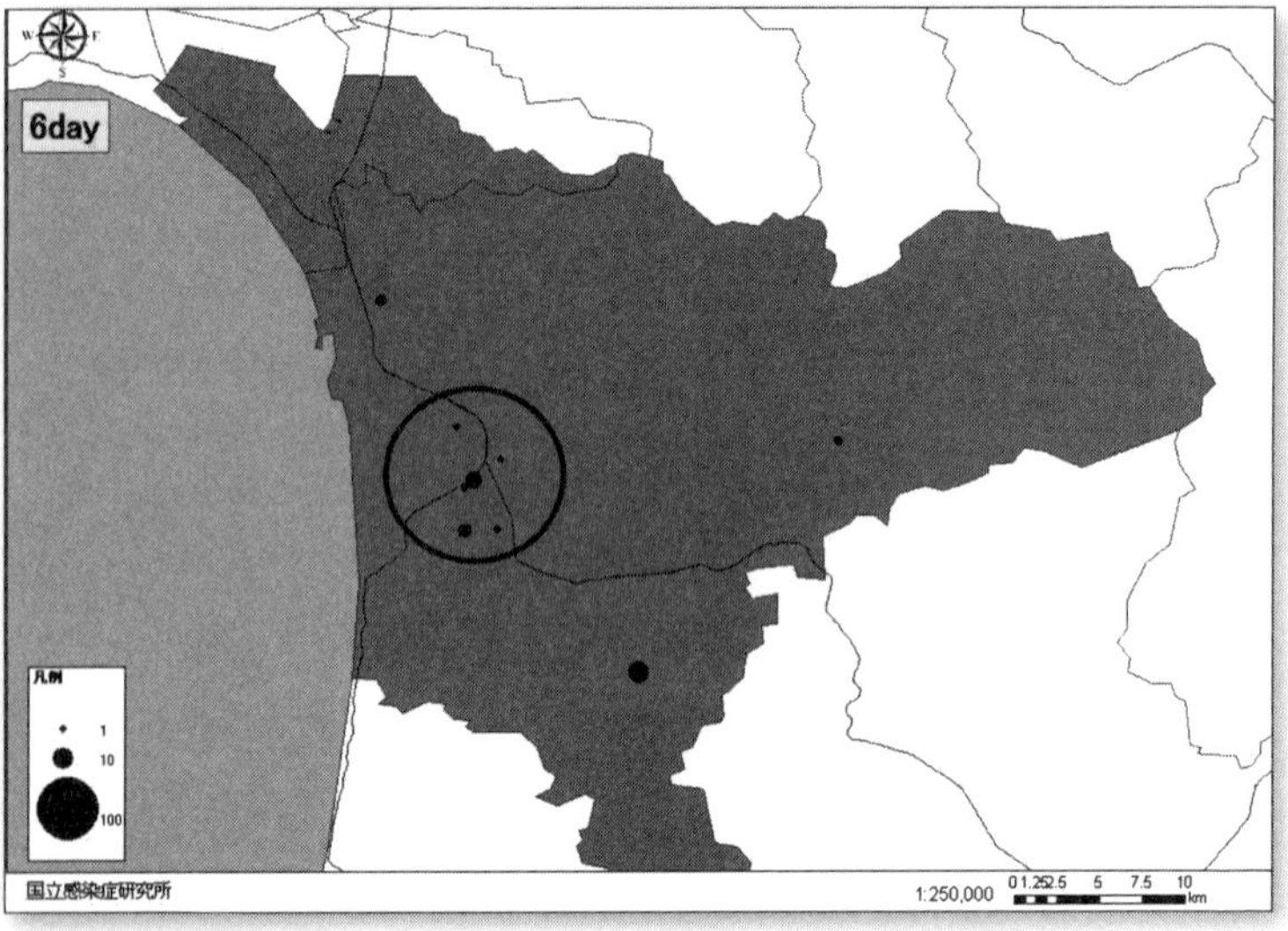

図29　人口40万人の地方都市での初発例から半径5kmの地域封鎖

この6名からは地域封鎖の域外への感染は防ぐことができるかもしれません。しかし、全県では371名が感染しており、福岡市や北九州市といった人口密集地では、初発例の居住地と関係なく感染が拡大している様子が示されています。福岡県でもやはり首都圏同様に地域封鎖の実効性は低いと言わざるを得ないでしょう。

地方都市での地域封鎖

これまで首都圏、福岡といった人口密集地を抱える地域では地域封鎖の実効性が低いことを見てきました。では、比較的人口が疎である地方都市ではどうでしょうか。

地方都市では、公共交通機関、特に鉄道が首都圏ほどには発達しておらず、多くの通勤や移動手段は自家用車によります。自家用車の場合には、少なくとも満員電車のような移動中での感染はありません。したがって、流行の初期には、人数的にも、また、地理的にも感染拡大が限定される可能性があると期待されます。

ここでは人口40万人の比較的大きな地方都市で検討してみましょう。具体的なシナリオでは、初発例を地方都市在住と仮定して発生したとします。対策開始日である初発例感染第7日目から、初発例自宅の周囲5㎞が封鎖されたとしましょう。図29はその状況を示しています。図からも明らかなように、すべての感染例が地域封鎖の範囲内にあるということはさすがにありません。しかしながら、地域封鎖の範囲内である割合は、首都圏、福岡と比べれば格段に高いです。したがって、地域封鎖が奏功する可能性はこのような地方都市では格段に高いことは間違いなさそうです。

地域封鎖のまとめ

本章では、新型インフルエンザ対策の重要な柱である地域封鎖の有効性について検討してみました。そこから得られる定性的な結論は、大都市ではだめでも地方都市、あるいは地方都市より人口が疎な地域においては、有効である可能性があるということでした。

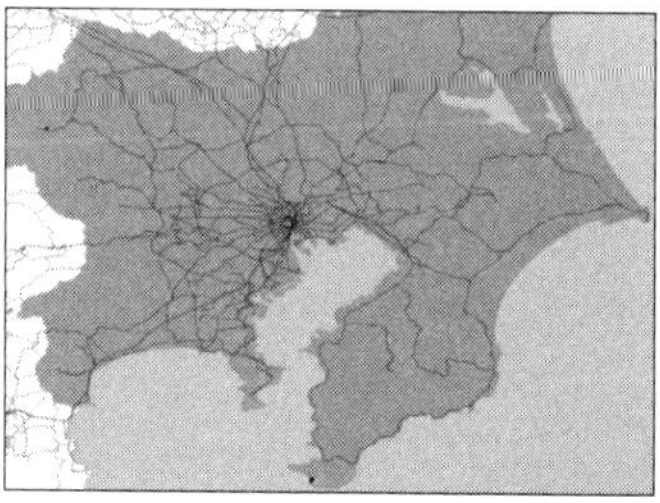

また、これまでに見てきたシミュレーションとは異なる場合も想定できます。たとえば、初発例が限られた行動範囲である場合です。満員電車や人ごみの中を移動することなく、自宅と職場だけを通い、ほとんど誰にも接することがないような場合です。それでも、家族には感染するでしょうから、家族内感染は起こります。そこで、初発例が確定されたときには、家族感染はすでに起こっている可能性は非常に高いですが、そのほかに感染拡大するまでには、相当の時間を要する場合もあり得ます。すなわち、初発例が確定され、対策開始日である初発例感染第7日目においても地理的にはまったく感染は拡大しておらず、地域封鎖が非常に有効であり、文字通りに封じ込めできる可能性もあります。おそらくは、首都圏や福岡で見てきたような感染拡大の可能性が高いであろうことは容易に想像されます。しかしながら、可能性が0でない以上、その選択肢を捨てるべきではないし、またその努力と準備を怠るべきではないでしょう。

では、どの程度人口が疎であれば、どの程度有効なのでしょうか。あるいは家族例だけにとどまってしまう可能性はどの程度でしょうか。また、有効だとしても、それを実施することによる便益やコストはどの程度見積れるのでしょうか。地域封鎖によって感染者数や死亡者数を軽減できたとしても、地域封鎖を実施するためのコストが膨大になり、感染者数や死亡者数の軽減による便益を大きく上回っているならば、たとえ地域封鎖が有効であっても、実施しない方が費用対効果的に有効であるという結論になることも考えられます。こうした有効性の確認、また費用対効果からの結論の見極めはこれからの作業と言えるでしょう。

一方、本章での検討ではあくまでその都市圏に初発例が発生し、その都市圏内で感染が拡大していく経過を検討しました。これはFergusonのタイのモデル（文献1）と同じですが、日本でフェーズ6のウイルスが発生し、国際的には発生していない、という状況想定の現実性はそれほど高くないかもしれません。

むしろ、GermannらやFergusonらのアメリカあるいはイギリスのモデル（文献2、3）のように、国外ではパンデミックで、そこから少なくとも国内患者発生が確認されるまでは日に何人もの感染者が帰国する、という状況の方がより妥当性は高いかもしれません。この場合、首都圏ではなおいっそう初発例の居住地に基づいた地域封鎖の有効性はますます低下することになるでしょう。福岡でも程度の差はあれ、定性的には有効性がより低下するという意味では同様だと思われます。他方で、地方都市では海外からの帰国者数も大都市よりははるかに少ないので、地域封鎖の有効性は維持される可能性は残ると期待されます。

いずれにしても、より現実的なシナリオで詳細な検討が必要であることは間違いありません。

対策なし

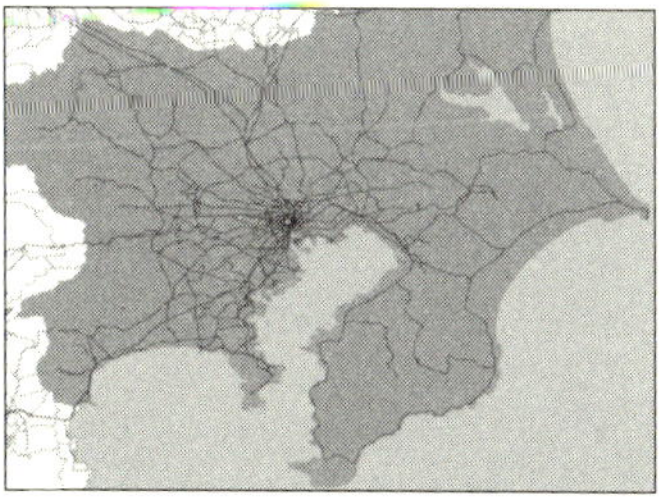

66日目

第6章 新型インフルエンザへの対策——休校と外出自粛

外出自粛の可能性

新型インフルエンザに有効な対策とは

第4章でも説明したように、新型も含めたインフルエンザは、潜伏期間でも感染性があり、しかも無症候例もあるために、典型的な症状を発症してから、隔離などの対策を実施したのでは間に合いません。そこがSARSとの違いです。

SARSは、2003年当時、世界中で、また日本、特に関西においても非常に緊張したことは記憶に新しいところです。SARSでは感染性が発生するのが肺炎症状を起こしてからであった（文献1）ために、その感染は病院内が中心となり、また病院への隔離も、発熱症状が出てから行っても、その時点では感染性はなく、対策としては十分に間に合いました。

一方、新型インフルエンザの場合には発熱症状が出てから隔離したのでは、制圧することは不可能です。その意味でSARSは、致死率から言っても、制圧の困難さから言っても、新型インフルエンザのパンデミックと比べると、はるかに対策が容易な疾患であったと言えるでしょう。

もし、新型インフルエンザのパンデミックでの致死率がスペインかぜ並の2％であるならば、感染を抑制するために考えられる最大限の対策を実施しなければなりません。強権的な対策の一つとして前章では地域封鎖を検討しました。しかしながら地域封鎖もやはり初発例（最初の患者）発症後、しかも確定診断が得られた後の対策となると、特に首都圏では地理的な拡大の可能性があることから、かなり有効性が乏しいことを見てきました。

本章では、地域封鎖のような初期対応ではなく、感染者をできるだけ減らすような対策として、「外出自粛」を検討してみましょう。これは、健康な人も含めて、自宅にとどまり、人との接触を避けるという対策です。もし仮に、ウイルスが侵入する前から、すべての国民が自宅にとどまり続けることができれば、理論的には、1人の感染者も出さないことが実現します。そうして時間稼ぎしている間にワクチンの生産を急ぎ、また疾患に対する治療法を確立することができるかもしれません。ウイルス侵入後であっても、100％外出が自粛され自宅にとどまれば、少なくとも理論的には大幅に感染者数を減らすことが期待されます。

ここからは、学校休校と外出自粛40％の対策をした場合です。
（詳細は19ページ参照）

外出自粛の法的根拠

しかしながら、現実的には１００％外出をやめて自宅にとどまることが実現可能かどうかは大いに疑問です。感染症法では次のように規定されています。

（新型インフルエンザ等感染症の発生及び実施する措置等に関する情報の公表）

第四十四条の二　厚生労働大臣は、新型インフルエンザ等感染症が発生したと認めたときは、速やかに、その旨及び発生した地域を公表するとともに、当該感染症について、第十六条の規定による情報の公表を行うほか、病原体であるウイルスの血清亜型及び検査方法、症状、診断及び治療並びに感染の防止の方法、この法律の規定により実施する措置その他の当該感染症の発生の予防又はそのまん延の防止に必要な情報を新聞、放送、インターネットその他適切な方法により逐次公表しなければならない。

2　前項の情報を公表するに当たっては、個人情報の保護に留意しなければならない。

3　厚生労働大臣は、第一項の規定により情報を公表した感染症について、国民の大部分が当該感染症に対する免疫を獲得したこと等により新型インフルエンザ等感染症と認められなくなったときは、速やかに、その旨を公表しなければならない。

（感染を防止するための協力）

第四十四条の三　都道府県知事は、新型インフルエンザ等感染症のまん延を防止するため必要があると認めるときは、厚生労働省令で定めるところにより、当該感染症にかかっていると疑うに足りる正当な理由のある者に対し、当該感染症の潜伏期間を考慮して定めた期間内において、当該者の体温その他の健康状態について報告を求めることができる。

2　都道府県知事は、新型インフルエンザ等感染症のまん延を防止するため必要があると認めるときは、厚生労働省令で定めるところにより、前項の規定により報告を求めた者に対し、同項の規定により定めた期間内において、当該者の居宅又はこれに相当する場所から外出しないことその他の当該感染症の感染の防止に必要な協力を求めることができる。

3　前二項の規定により報告又は協力を求められた者は、これに応ずるよう努めなければならない。

4　都道府県知事は、第二項の規定により協力を求めるときは、必要に応じ、食事の提供、日用品の支給その他日常生活を営むために必要なサービスの提供又は物品の支給（次項において「食事の提供等」という。）に努めなければならない。

5　都道府県知事は、前項の規定により、必要な食事の提供等を行った場合は、当

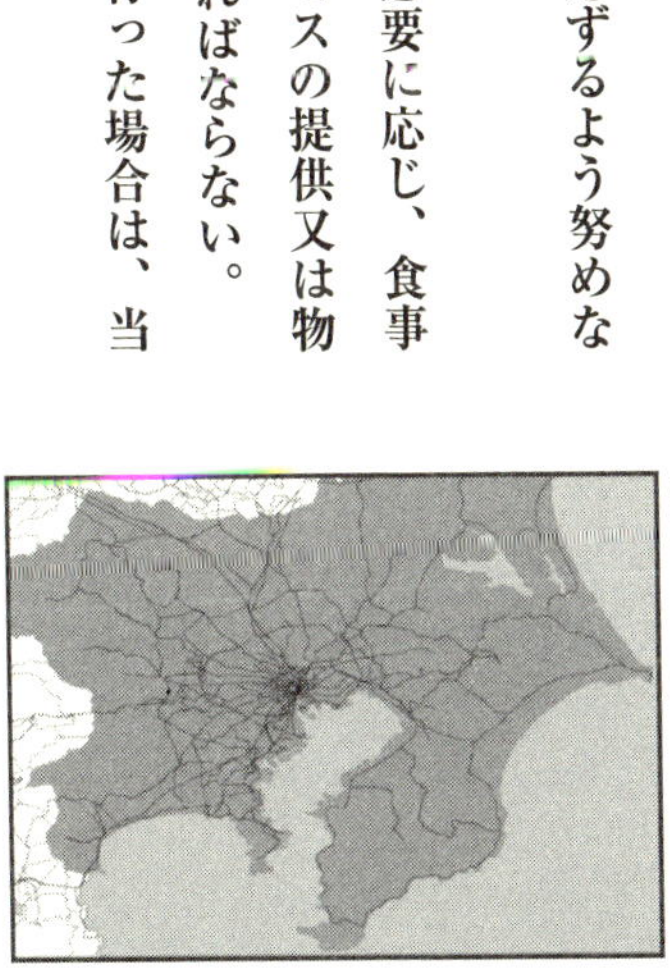

対策をした場合

4日目

該食事の提供等を受けた者又はその保護者から、当該食事の提供等に要した実費を徴収することができる。

（建物に係る措置等の規定の適用）

第四十四条の四　国は、新型インフルエンザ等感染症の発生を予防し、又はそのまん延を防止するため、特に必要があると認められる場合は、二年以内の政令で定める期間に限り、政令で定めるところにより、当該感染症を一類感染症とみなして、第二十八条及び第三十一条から第三十三条までの規定並びに第三十四条から第三十六条まで、第十二章及び第十三章の規定（第二十八条又は第三十一条から第三十三条までの規定により実施される措置に係る部分に限る。）の全部又は一部を適用することができる。

2　前項の政令で定められた期間は、当該感染症について同項の政令により適用することとされた規定を当該期間の経過後なお適用することが特に必要であると認められる場合は、一年以内の政令で定める期間に限り延長することができる。当該延長に係る政令で定める期間の経過後、これを更に延長しようとするときも、同様とする。

3　厚生労働大臣は、前二項の政令の制定又は改廃の立案をしようとするときは、あらかじめ、厚生科学審議会の意見を聴かなければならない。ただし、第一項の政令の制定又は改廃につき緊急を要する場合で、あらかじめ、厚生科学審議会の意見を聴くいとまがないときは、この限りでない。

4　前項ただし書に規定する場合において、厚生労働大臣は、速やかに、その立案した政令の内容について厚生科学審議会に報告しなければならない。

（新型インフルエンザ等感染症に係る経過の報告）

第四十四条の五　都道府県知事は、新型インフルエンザ等感染症に関し、この法律又はこの法律に基づく政令の規定による事務を行った場合は、厚生労働省令で定めるところにより、その内容を厚生労働大臣に報告しなければならない。

2　前項の規定は、市町村長が、新型インフルエンザ等感染症に関し、第三十五条第四項において準用する同条第一項に規定する措置を当該職員に実施させた場合について準用する。

（以下省略）

特に、第四十四条の三（感染を防止するための協力）の規定は平成20年5月2日

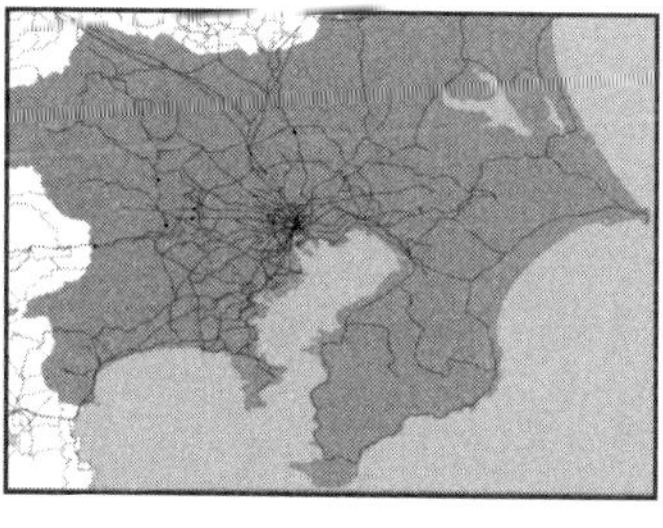

対策をした場合

5日目

の改正により盛り込まれた条文で、感染者はもとより濃厚な接触者に対しても自宅待機を依頼しています。またその第三項から努力義務とは言え、国民に義務を課しています。２００３年のＳＡＲＳ騒動の時にはこの規定がなく、法的根拠なく自宅待機を単にお願いしていたのに過ぎなかったことを考えると大きな前進です。

しかしながら、これでも十分とは言えません。第４章でも見たように、インフルエンザは発症前にも、あるいは未発症でも感染性があるので、規定されている「**当該感染症にかかっていると疑うに足りる正当な理由のある者**」という定義に合致する者は感染者のごくごく一部に過ぎないであろうことは容易に想像がつきます。しかしそれでも、この改正においてさえ、感染もしていない人に対して行動の自由を制限することはできません。ましてや「外出禁止」と、強制的に強権的に実施することはできません。法的な根拠がないことから、政府ができることは「自粛」の「勧告」、つまりお願いをすることが、でき得る最大限になるわけです。

平成20年11月20日に公表された個人、家庭及び地域における新型インフルエンザ対策に関するガイドライン（案）においては、

第2章各段階における対策

1．新型インフルエンザの発生前の準備

（1）個人、家庭及び地域での対策

3）社会・経済活動に影響が出た場合への備え

○新型インフルエンザが発生した場合、感染拡大を防止するために、①新型インフルエンザの患者やその同居者等の外出の自粛をはじめ、地域における人と人との接触機会を減らすための外出自粛、②学校、保育施設等（以下「学校等」という。）の臨時休業、③企業の休業又は業務の縮小、④集会等の中止、延期等の呼びかけがなされることになる。

○勤務先の企業や団体に対しては、不要不急の業務の縮小・停止が要請されるが、重要業務を継続する必要がある場合には事業所内での感染拡大を防止するために、時間差勤務、交代勤務、在宅勤務、自宅待機などの様々な対策が講じられることになる。

○このため、たとえば、子の通学する学校等が長期に休業になった場合、勤務時間が変更された場合等には、どのように家庭内で役割を分担し生活を維持していくか等について、各家庭で検討しておくことが勧められる。

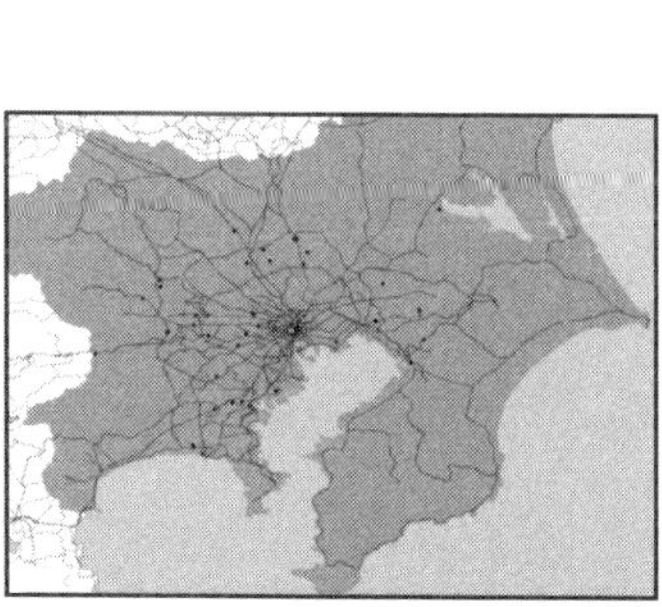

対策をした場合

6日目

4）　家庭での備蓄

○新型インフルエンザが海外で大流行した場合、様々な物資の輸入の減少、停止が予想され、新型インフルエンザが国内で発生した場合、食料品・生活必需品等の流通、物流に影響が出ることも予想される。また、感染を防ぐためには不要不急の外出をしないことが原則である。

○このため、災害時のように最低限（2週間程度）の食料品・生活必需品等を備蓄しておくことが推奨される。（別添2参照）

2. 新型インフルエンザの発生時の対応

（1）個人及び家庭での対応

2）　感染拡大の防止

食料品・生活必需品等の買出しや重要業務を継続するためなどのやむを得ない出勤等の場合を除き、感染を回避するため、不要不急の外出は自粛するとともに、やむを得ない外出の際にも、混雑した公共交通機関の利用を避けるなどの工夫が必要である。

（2）地域における対応

人が多く集まる集会や催し物は、可能な限り延期することが必要である。

○学校等では、感染が拡がりやすいため、そこに通う子どもたちの健康をできるだけ守る必要がある。また、このような施設で感染が起こった場合、地域における感染源となるおそれがある。そのため、新型インフルエンザの患者が確認され、当該地域内において感染が拡がる可能性が否定できない場合、速やかに学校等の臨時休業を実施することが重要である。

○学校等が臨時休業になった場合、学校等に行かない子どもたちが地域で多数集まれば休業の意味がなくなるため、子どもどうしで接触しないようにすることが必要である。

○各個人、家庭は、感染防止策を講じつつ、自治会等地域の活動に協力することが必要である。地域は、食料品・生活必需品等の物資の配付のルートになることも想定されるため、自らの身を守ると同時に、最低限の地域の機能を維持することも大切である。

とされています。

「不要不急の外出は自粛する」とは薦められていますが、何が「不要不急」なのかは明確ではありません。素直に読めば、通勤通学なんてもってのほか、と思いますが、中には通勤が必要であると判断する方もおられるでしょう。それが大半であ

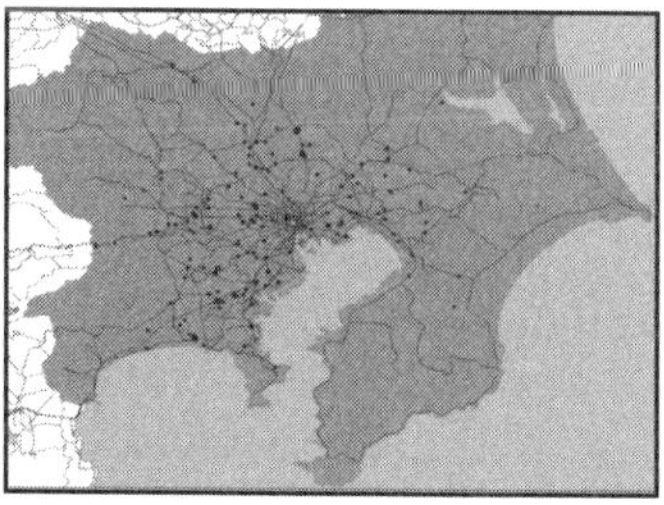

対策をした場合

7日目

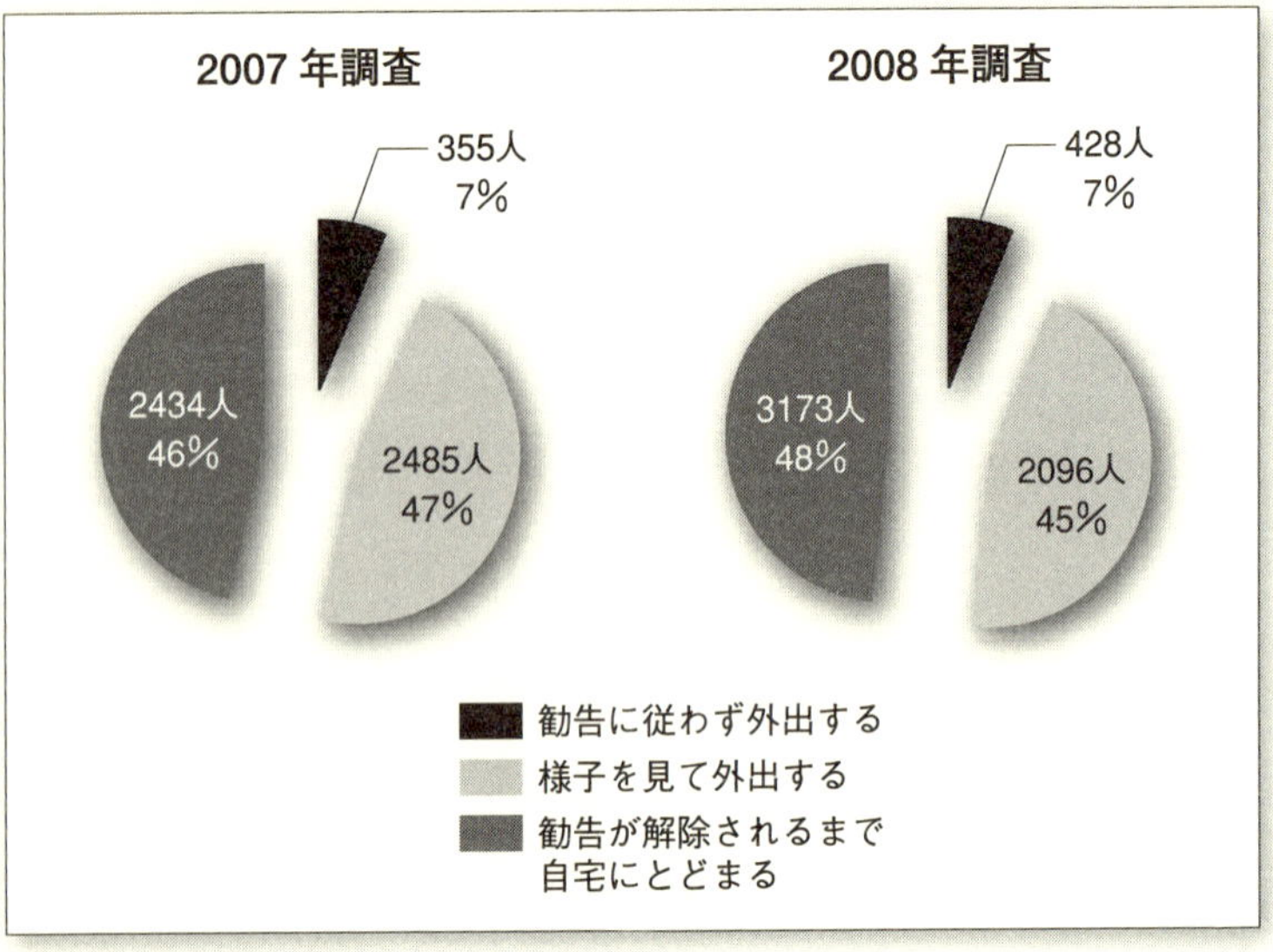

図 30　外出自粛の選択
2007 年調査（1727 世帯、有効回答者数は 5381 人）
2008 年調査（2137 世帯、有効回答者数は 6757 人）
これらの調査は、調査会社の保有する全国 25 万世帯が無作為抽出されたパネルから地域、年齢群で層別抽出した世帯を対象として行った

れば、毎朝夕の満員電車での「ラッシュ」の風景は変わらないことでしょう。加えて、現行のガイドラインには何の強制力もありませんので、そうである以上、「自粛」に非協力的で、外出したい方を止めることは誰にもできません。

では、どの程度の人に外出自粛の協力をしてもらえるでしょうか。もちろん、それは新型インフルエンザの状況や、リスク・コミュニケーションの程度にも依存しますが、あくまで現時点での認識では（文献2）、図30・31のようになっています。これ

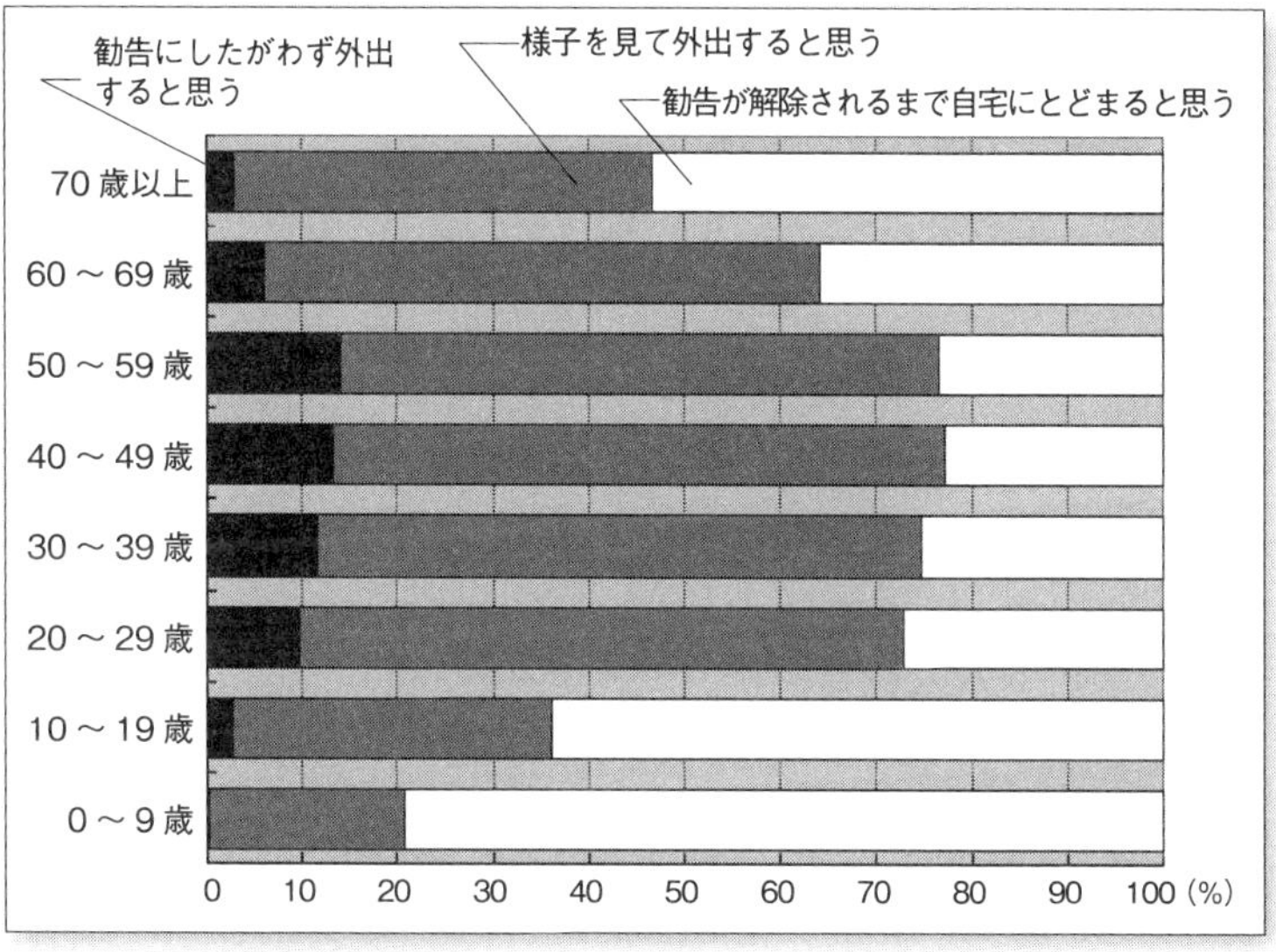

図31　年齢別の外出自粛の意向（2007年調査）

は国立感染症研究所感染症情報センターが2007年4月と2008年4月に実施した調査で、いわゆる働き盛りを中心に、自宅にとどまると回答した人は40%程度です。これはこの2年でほとんど変わっていません。もちろん現在の認識と、実際にパンデミックが発生した際では違うと考える方が自然です。職場や学校の対応や指示によって行動を変える可能性があります。自宅にとどまるように指示をされれば自宅にとどまるという人が増えるかもしれません。それでもパンデミックのごく初期には、この調査で明らかになった状況が発生すると予想されます。

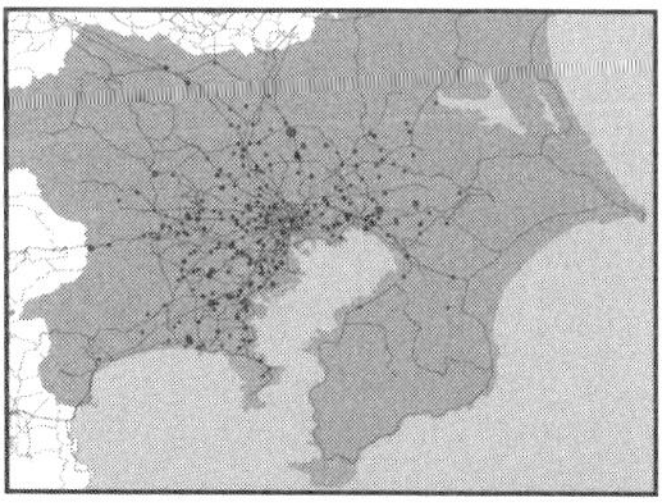

アメリカのパンデミック対策であるHHS Pandemic Influenza Plan, Novenber 2005（U.S. Department of Health and Human Services）においても、外出を避けるという概念が明記されています。

Community Disease Control and Prevention

The Pandemic Period recommendations focus on measures that may be beneficial and practical when there is a large number of cases and extensive viral transmission. In such a setting, individual-level measures may no longer be effective or feasible (e.g., if hospital isolation beds can no longer accommodate all patients, if most contacts cannot be traced in time to prevent further exposures, or if staffing constraints make contact-tracing impractical). In that case, state and local health departments may consider measures that decrease social contact within groups or whole communities (e.g., quarantine of groups of exposed persons, cancellation of public events, snow days, self-shielding, or widespread community quarantine). Effective use of community containment measures during a pandemic will require continuous evaluation of such parameters as viral transmissibility, the number and geographic distribution of cases, the reproductive rate of epidemic propagation, and the nature and severity of illness.

（下線は著者による）

【和　訳】

地域での感染症対策

パンデミックにおける勧告は、大量の患者が発生し、ウイルスが広範に拡散する時期において有用でかつ実用的な対策が焦点となるであろう。このような状況では（たとえば、もし病院での隔離病床がもはや全患者を収容できなくなったり、さらなるウイルスの曝露を防ぐための接触が迅速に調査できなくなったり、あるいは職員の不足から接触者調査が実施できなくなったりすれば）、個人での対策はもはや有効でも現実的でもないであろう。この場合、州あるいは郡公衆衛生当局は集団内あるいは社会全体での接触を減少させる対策（たとえば、曝露を受けた集団の隔離、大規模なイベントの中止、降雪日、自宅待機、広範囲な地域封鎖）を検討するであろう。パンデミック時の地域における封じ込め策の効果的な実施には、連続的な、ウイルスの感染力、患者数と地域的な拡散、感染拡大期の再生産数、病態と重症度といったパラメーターを常に評価することが求められる。

【筆者訳】

ここで、「snow days」という言葉が出てきます。このことを和訳では「降雪日」としていますが、この訳だけではピンときません。どのような対策を示しているのか分からないと思います。これは、大雪の日にすべての人が自宅にとどまらざるを

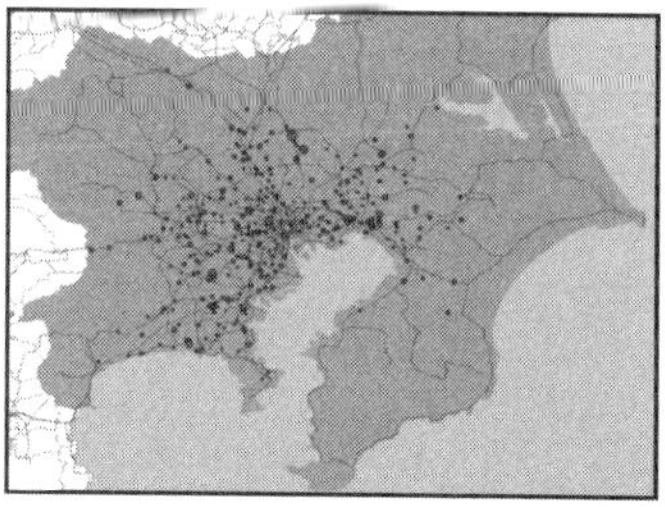

対策をした場合

9日目

得ず、天候の回復を待つ、という雪国ではしばしばある状況になぞらえた表現です。やはり自主的に外出を控え、自宅にとどまることを推奨しています。前章の地域封鎖のような強権的で人権抑制的な政策は先進国ではなじまないために、このように自発的な「自粛」が要請されているわけです。

Snow days and self-shielding

Implementation of "snow days"—asking everyone to stay home—involves the entire community in a positive way, is acceptable to most people, and is relatively easy to implement. Snow days may be instituted for an initial 10-day period, with final decisions on duration based on an epidemiologic and social assessment of the situation. States and local authorities may wish to consider recommendations to the public for acquisition and storage of necessary provisions including type and quantity of supplies needed during snow days. Snow days can effectively reduce transmission without explicit activity restrictions (i.e., quarantine). Consideration should be given to personnel who maintain primary functions in the community (e.g., law enforcement personnel, transportation workers, utility workers [electricity, water, gas, telephone, sanitation]). Compliance with snow days might be enhanced by "self-shielding" behavior (i.e., many people may stay home even in the absence of an official snow day ["reverse quarantine"]).

【和　訳】

降雪日と自宅待機

すべての人に自宅にとどまるように求める「降雪日」の実施は、地域全体が積極的に取り組み、多くの人々にとって受け入れられ、比較的実施が容易である。降雪日は、疫学的あるいは社会的な状況の評価に基づいた期間の最終決定によって最初の10日間実施されるであろう。州あるいは郡公衆衛生当局は、降雪日の間に必要な物資と量を含め、必要な物資の確保と保管を住民に勧告することを検討するであろう。降雪日は（隔離のような）明白な制約なしに感染伝播を効率的に抑制することができる。地域の基本的な機能を維持する人々（警察、運輸、電気・ガス・水道・通信・清掃といった公益事業）に対する配慮はなされるべきである。降雪日の順守は、「自宅待機」（公式な降雪日でなくても、人々が自発的に自宅にとどまる「逆隔離」）によってより強化されるであろう。　【筆者訳】

外出自粛の有効性

休校と就業者の外出自粛

外出自粛を行うに際して、その形態として2種類に分けて考えることにしましょう。

一つは休校で、これは季節性インフルエンザによっても多くの学級閉鎖、学年閉鎖、休校がなされており、日本においてはなじみ深い対策です。実は、このような季節性インフルエンザに対する学級閉鎖、学年閉鎖、休校が毎冬のごとくに実施さ

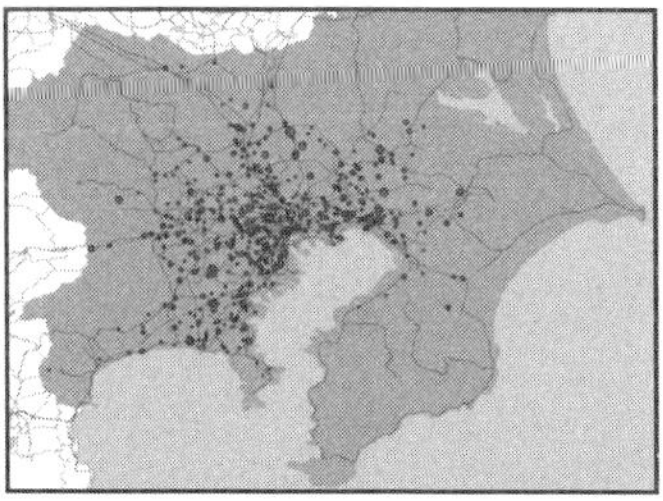

対策をした場合

10日目

れるのは世界的に見ても非常にまれです。香港で乳児の死亡を受けて学校が閉鎖された際には、大変話題になりました（文献3）。また、2007年には麻疹の流行に伴い多くの高校や大学が1週間休校しました。

このように日本においては、児童・生徒・学生が集う場所での感染拡大を防ぐ目的で行われている休校という対策はなじみ深く、それゆえに新型インフルエンザ対策としての実施は比較的容易ではないかと思われます。これまでに行われた休校は、季節性インフルエンザでは約3日、麻疹でも1週間という期間限定でした。

しかしながら新型インフルエンザでは、流行終焉まで休校するとなると非常に長期に及びます。また、その開始のタイミングも、従来の季節性インフルエンザでは明確な基準がありませんが、欠席者数がほぼ3割を超えた時点で学級閉鎖が実施されているというような現状と比べて、パンデミック対策としての休校は可能な限り初期に、たとえその学校はもとより地域での患者が発生する以前から休校にする必要があります。その意味で季節性インフルエンザとは違う意味での実施の困難さはあります。

もう一つは、就業者の外出自粛です。これは季節性インフルエンザでも例がないので、日本においてもなじみはありません。したがって、その実施に際しては混乱は避けられません。したがって、比較的に実施可能性が高い休校と、混乱が予想される就業者とを分けて議論することにしましょう。

休校の効果

休校の範囲として、保育園、幼稚園から大学までが休止した状態を想定しましょう。また、逆に塾などで子供たちが集まってはいけないので、塾なども同時に休止された状態を想定します。他方で、子供が小学生低学年以下であれば1人で自宅にとどめることもできないので、少なくとも保護者1名が付き添って自宅待機するとします。それによって就業者の一部が事実上外出自粛になるわけです。その割合は地域によって異なりますが、約8%程度と推定されています。

休校の開始のタイミングは、対策が実施される初発例の感染後7日目の確定診断の翌日から一斉に実施されたとしましょう。

首都圏でのこの時の有症者の発生曲線は図32のような形になります。図から確かにピーク時で約10%は有症者を減らすことができ、休校の対策は効果的と言えます。

しかし、意外に効果が薄いのではないかと印象を受けた方もおられるのではないでしょうか。季節性インフルエンザに対して毎年のように学級閉鎖、休校が行われているので、さぞかしそれが有効であるという印象を無意識のうちに我々は持っているのかもしれません。しかしながら、考えてみれば休校は学校内での感染を防ぐためのものです。したがって、その対象となる年齢階層での感染拡大のスピードを抑制することには効果的であることは間違いありません。ですので、パンデミック初

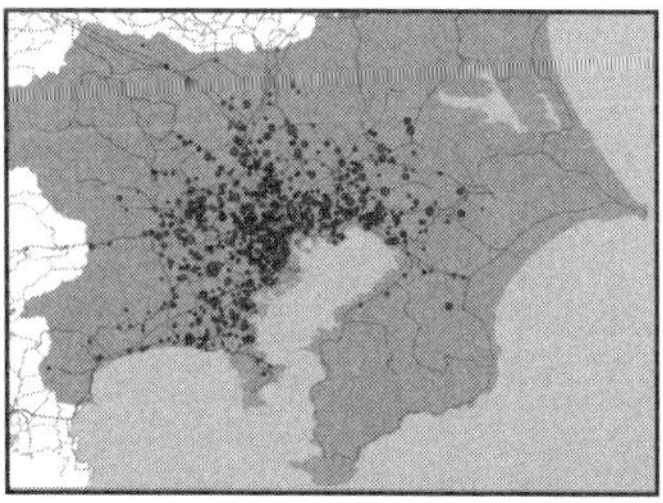

対策をした場合

11日目

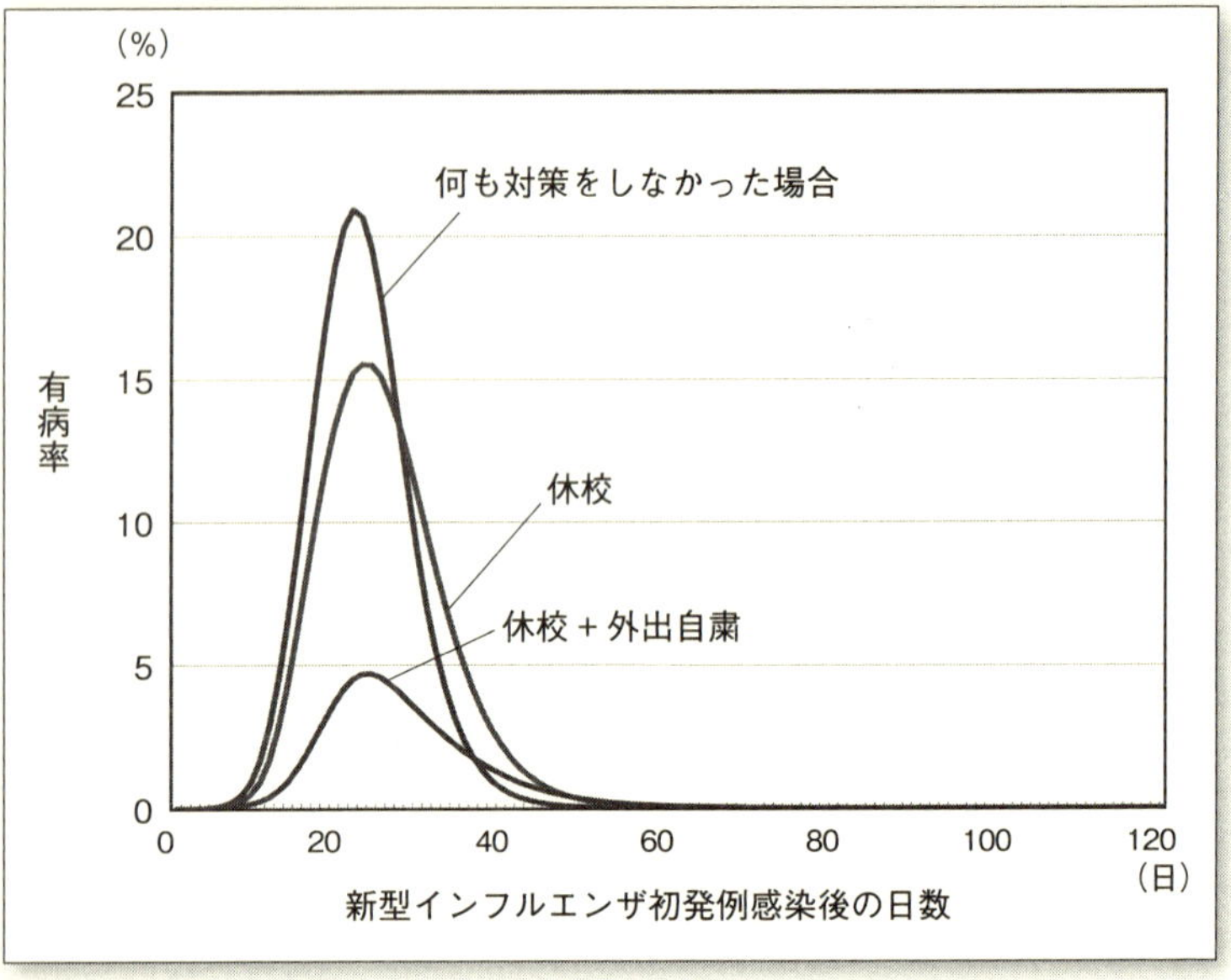

図 32　外出自粛の効果

期の立ち上がりを抑える効果は期待できます。

そうは言っても、それぞれの家庭には就業者もいますし、外出自粛をしていない家族が必ずいます。そこから家庭にウイルスが持って帰られた場合、家庭での感染を防ぐことは休校では不可能です。そのため、休校で自宅待機している年齢階層にもいずれは感染することになります。その意味で、流行期間の最後まで休校で自宅待機している年齢階層の感染を防ぐことは期待できません。そう考えると、休校という対策に期待できるのは、パンデミック初期の立ち上がりを抑え、ピーク時の感染者を抑えるまでで、最終的な有症者数を抑えることは理論的に難しいのです。

さらに言えば、季節性インフルエンザにおける休校の効果については意見が分かれています。たとえば、フランスでは季節性インフルエンザに対して学級閉鎖や休校が実施されることはないので、クリスマス休暇や春休みといった長期休暇と季節性インフルエンザの流行との関係を検討しています（文献4）。そこでは顕著な効果が確認されています。それをさらにパンデミックに拡大解釈して、ピーク時には全体で40%、児童・生徒・学生では50%有症者数を減らせるとしています。また最終的な罹患者（症状のある者、有症者）数も全体では15%、児童・生徒・学生では20%減らせるとしています。おおむね、日本での結果よりも過大だと思われます。

しかしながら、たとえばクリスマス休暇は何も児童・生徒・学生のみが対象ではなく、全国民的な休暇なので、むしろ次に述べる外出自粛が徹底された状況にあると言えるのかもしれません（一般的に休暇は、買い物などで人ごみに出かける機会も増えるとは思いますが）。

逆に、先の香港で休校が行われた際の検討（文献3）では、休校による顕著な効果は報告されていません。これは流行もピークを過ぎてからの休校だったからかもしれません。また日本における学級閉鎖や休校も、おおむね3割の欠席者が出てからなので、やはり流行のピーク時に閉鎖していることになるので、その流行抑制の効

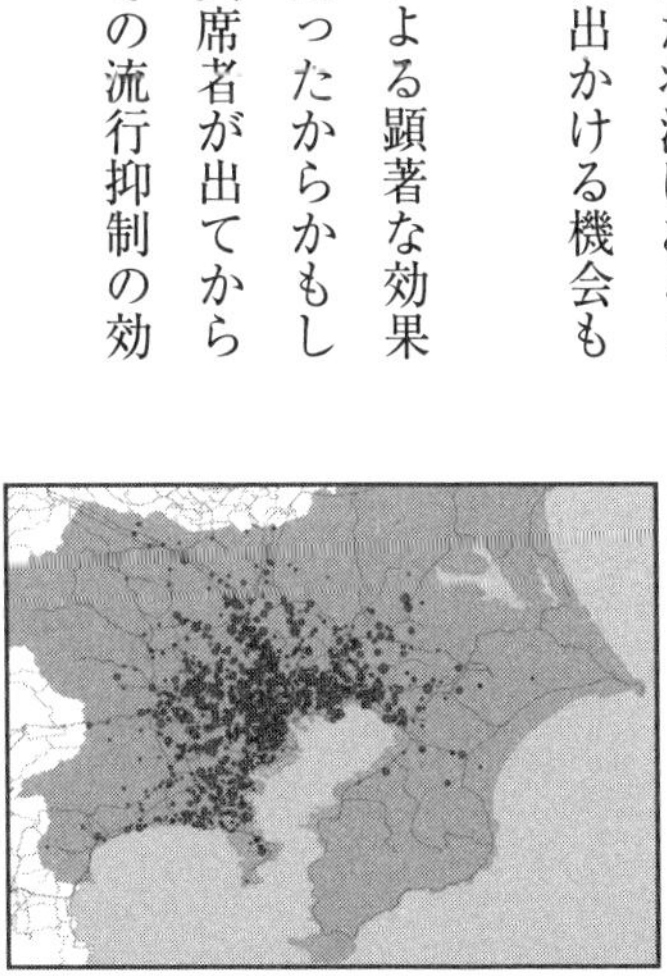

対策をした場合

12日目

果は大きくはないと推察されます。パンデミックの際には、流行初期、つまり可能であれば感染拡大が始まる前から休校にする必要があり、それによって先に示したような効果が期待されます。

外出自粛の効果

外出自粛として、休校に加えて就業者も予防的にすべての国民に対して自宅待機が勧告された状況を想定しましょう。しかしながら外出の自粛は強制では決してないので、勧告にしたがわず日常生活を継続する人ももちろん出てきます。ここでは想定として、電車・バスを使う通勤・通学の40%の人が、電車・バスを使わない通勤・通学の80%の人が外出自粛を実現した状況を想定しましょう。後者の方がはるかに高いのは、小中学校への通学は典型的には電車・バスを使わず、また休校になった場合には自宅待機に協力的であると予想されるためです。40%の同じ人が外出自粛を続けるというよりは、交代で40%の人が外出自粛をしている状態で、社会全体としては60%の人が活動をしているという状態です。こうした対策が、先のシナリオに即して言えば、初発例を確定診断した翌日、つまり初発例感染後第7日目から実施されたとしましょう。

首都圏を例にすると、罹患率は対策を何も実施していない場合の50%から20%まで減らすことができると試算されています（図33）。実に国民の30%が感染を免れ、罹患者（有症者）数は半分以下になる計算です。さらに、外出自粛の勧告に協力的であれば、たとえば電車・バスを使う

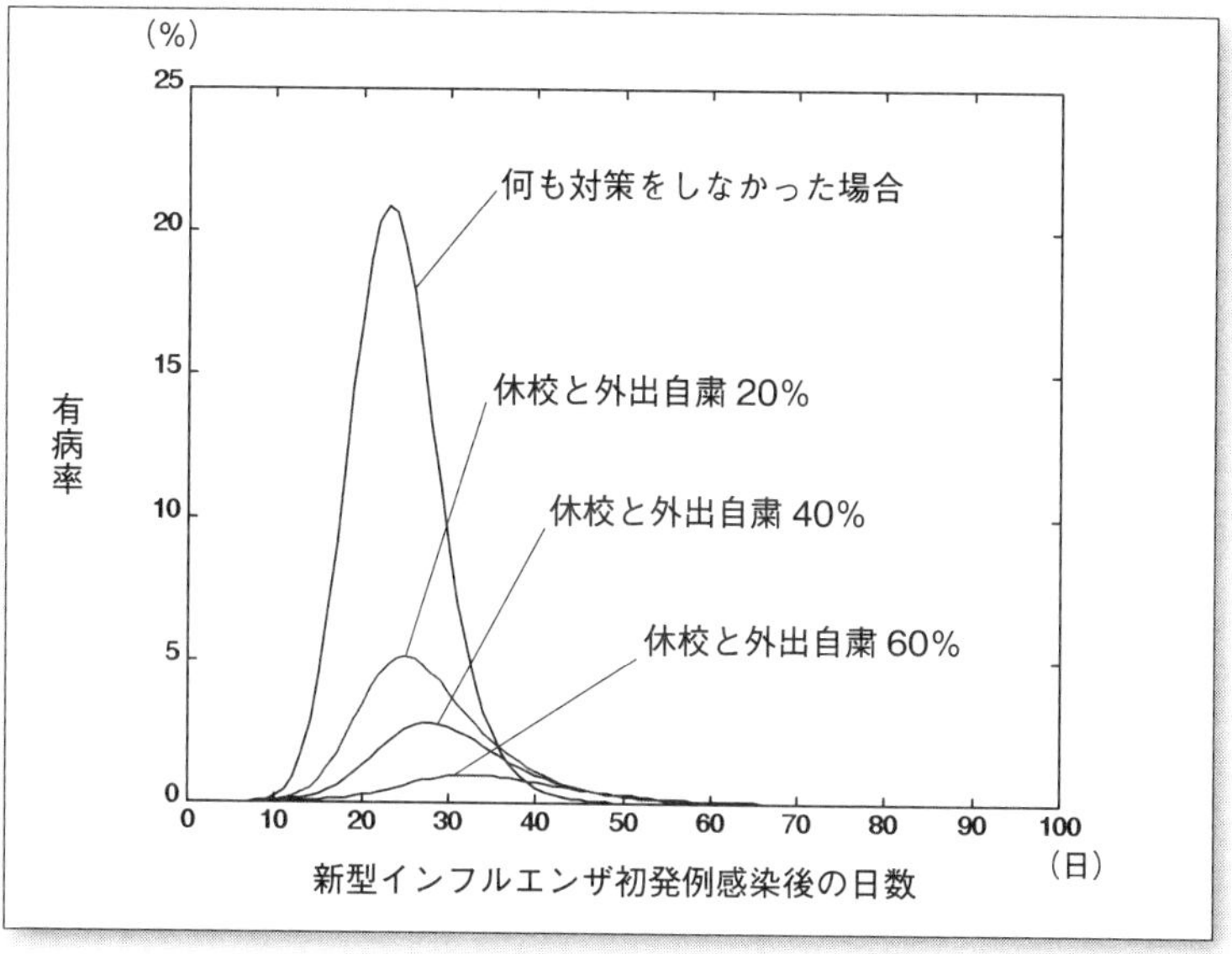

図33　すべての対策を実施した場合

通勤・通学の60％、電車・バスを使わない通勤・通学の90％が勧告にしたがい自宅にとどまれば、罹患率は10％まで下がります。罹患率10％と言えば、季節性インフルエンザと同じ水準なので、医療機関に患者が殺到することでの破たんは回避できるでしょう。

逆に外出自粛の協力が得られず、たとえば電車・バスを使う通勤・通学の20％、電車・バスを使わない通勤・通学の70％のみが勧告にしたがい自宅にとどまった場合には、罹患率はそれでも30％までに低下すると予想されます。休校だけの対策

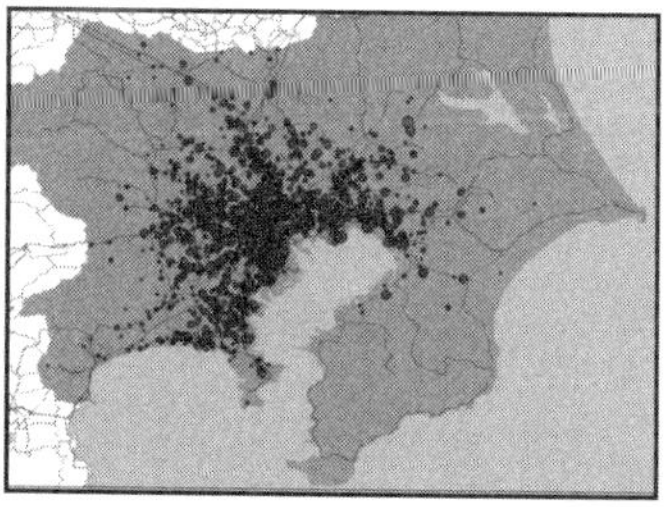

対策をした場合

13日目

と比べると大きな効果になります。

これは、「家庭」という感染の場を考えると、休校では社会との接点が学校という経路では閉ざされますが、それ以外には開いていたのに対して、外出自粛はすべての社会との接点を閉じることを意味するため、ウイルスの家庭への侵入を防ぐことができるためであると考えられます。患者数が減少すると当然死亡者数も減少します。患者の入院のための医療施設のベッド、人工呼吸器などの医療機器や、そこで働く医療従事者を含めた医療資源の枯渇を免れれば、患者数の減少幅以上に、死亡者数を減らすことも可能かもしれません。

外出自粛のまとめ

本章の検討を通じて、外出自粛、特に就業者の自宅待機の有効性が示されました。では、それは実行可能な対策でしょうか。もちろん、就業者も児童・学生も自宅にとどまることは常に可能ですが、それではその損失が大きくなります。したがって、外出自粛をより容易に実施できるように、またその損失を圧縮するための工夫が必要です。

外出自粛と言っても、それは「仕事や学校を休んで、自宅で自由に過ごしてください」という意味ではありません。たとえば、在宅勤務ができる社内的な態勢を整えることもその一つでしょう。インターネットを通じての業務ができる環境や、電話会議やテレビ会議を行う設備を整えるには投資が必要ですが、従業員の健康と安全を守り、かつ企業の業務停滞を最小限を抑えるには必要な投資でしょう。また逆に在宅勤務ではなく、職場にとどまり続け、通勤をしない、という方策も考えられます。いわば職場に閉じ籠るわけです。たとえば2週間ずつ交替で職場にとどまり続けることができれば、事実上外出自粛を実現することになります。それを実行するためには、やはりそれなりの居住環境を職場、あるいは職場に隣接する場所に設置する必要があります。また、食料品をはじめとする必要な日用品を供給する態勢も必要になるでしょう。

休校も同じことが言えます。休校も漫然と最短でも2カ月間、学校を閉鎖するわけにはいきません。その間に教育が遅れてはいけません。また、自由な時間が長いために外で子供たちが遊んでは何にもなりません。したがって、休校であっても、学校には集わないながらも、学校は教育を提供し続けなければなりません。それが郵送による通信教育になるのか、テレビの教育放送の充実によって行うのか、あるいは別の媒体を通じて提供するのかは、工夫され検討されなければなりません。

また、外出を自粛して自宅に待機している間の食料についても、先に紹介したガイドラインでは備蓄が2週間となっていますが、2週間はパンデミックの発生から終息までの期間としては決して十分ではないことはすでに見てきました。この2週間という期間は、パンデミックの性質、特に死亡率やタミフルの有効性を見極める

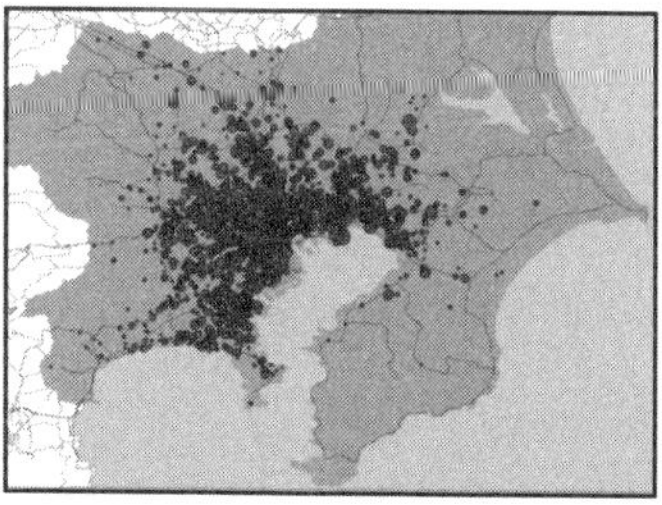

対策をした場合

14日目

期間と考えるべきでしょう。もし仮に最初の2週間で致死率が季節性インフルエンザ以下で、また抗インフルエンザウイルス剤も季節性インフルエンザと同等あるいはそれ以上に有効であることが確認されれば、多くの人々が感染するでしょうが、重篤には至らないという意味で、休校や外出自粛は必要ないかもしれません。逆に致死率が季節性インフルエンザ以上で、また抗インフルエンザウイルス剤が効きにくいことが確認されれば、2週間を延長して、場合によっては流行の終焉まで継続することが必要になるでしょう。2週間という期間は、そうした状況を見極める、最低限必要な期間と理解すべきでしょう。

いずれにしても実際に2週間の食料を備蓄するとなるとかなりのスペースが必要になります。最悪の場合を考えて、電気・ガスの供給が止まるような事態も想定しておいた方がいいかもしれません。パンデミックの全期間、自宅にとどまるためには最低でも2カ月間の準備が必要になります。2カ月間の食料備蓄が非現実的であるとなると、パンデミックの最中に食料などの買い出しが必要となりますが、そこで外出してしまえば元も子もありません。そう考えると、パンデミックの最中であっても外出することなく食料や日用品の提供が受けられる、ピザの宅配のようなサービスを整備しておく必要があります。スーパーを開けておいてもお客さんは来ないので、むしろスーパーがその期間は宅配業務を行うことが必要になると思われます。もちろんそれ以外の方法も考えられるでしょう。

一つ確実に言えることは、パンデミックが発生していざ外出自粛や休校となってから、在宅勤務態勢や教育の在り方を検討し始めても遅いのです。検討の成果を活用できるようになる時には、パンデミックは終息していることでしょう。つまり、パンデミックが発生していない今の段階で、在宅勤務態勢や休校時の教育の提供態勢について考え、準備し、整備しなければ間に合いません。食料備蓄についても、パンデミックが始まってから買いに行ったのではパニックを加速し、もしかするとその際に感染して家庭内にウイルスを持ち込むことにもなりかねません。いずれにしても、パンデミック発生以前の段階で十分な準備が必要です。

パンデミック対策については国や自治体も対策を進めているところですが、何分未知の感染症であるだけに、どのような対策に実効性があるか不確実です。致死率に関しても、スペインかぜ並の2％を最悪の想定としていますが、現在の鳥インフルエンザの致死率を考えるとＳＡＲＳ並の10％という高い致死率も決してあり得ないわけではありません。そうなるともはや、自分の家族や企業は、自分たちが守るしかなく、その準備は今からしておく必要があります。

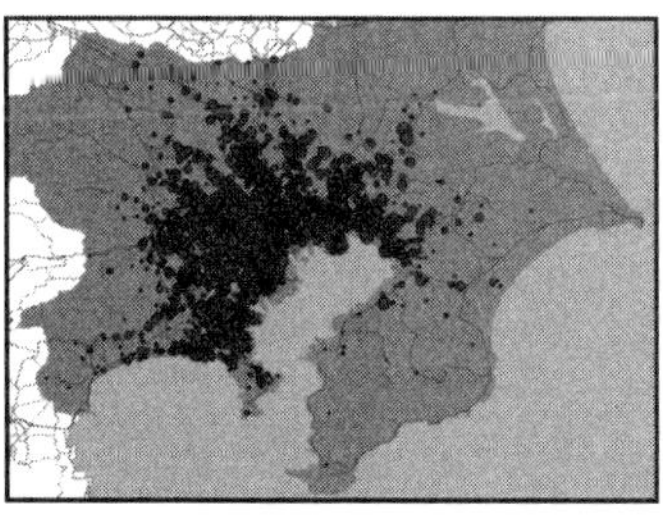

対策をした場合
15日目

第7章　新型インフルエンザへの対策――抗インフルエンザ剤

抗ウイルス剤の使用

抗ウイルス剤の予防投薬

これまで、地域封鎖、休校、外出自粛といった行動の制限による対策の効果について検討してきました。しかしながら、新型インフルエンザ対策としてはワクチンも予定されていますし、抗インフルエンザウイルス剤の一種であるタミフルもすでに治療用として２５００万人分、予防用に３００万人分が備蓄されています。本章では、タミフルを抗インフルエンザウイルス剤の代表としてとりあげ、その予防的な投与が、流行拡大に及ぼす影響について検討しましょう。

そもそもタミフルは季節性インフルエンザに対する効果はどの程度でしょうか。日本にお住まいの人なら、おそらくはこれまでに一度や二度は、インフルエンザに罹患し、タミフルを服用された経験があるでしょう。治療用としてのタミフルは、１日２カプセルを５日間処方が標準的です。多くの人はその劇的な効果を体験しておられると思います。実際タミフルを発熱48時間以内に服用した場合には、発熱期間が1日減少することが多くの研究で確かめられています（文献4）。また、タミフルを患者さんが服用した場合には、その感染性が62％に低下する、つまり約3分の2になるとする研究もあります（文献3）。しかしながら日本のようにタミフル服用量が世界中で最も多いにもかかわらず、第1章で見たように季節性のインフルエンザの流行自身は抑制できていないことから、感染性の低下の効果には肌感覚として若干違和感は否めません。

他方で、予防用としてのタミフルは1日1カプセルを10日間処方が標準的です。予防的にはタミフルを服用した場合には、感染のリスクを服用していない場合の30％までに低下させるといわれています。また仮に感染しても症状がでるリスクは、服用していない場合の60％までに低下させるといわれています（文献3）。

まとめると、タミフルを予防的に服用した人での症状が出るリスクは、服用していない場合の28％になります。また、日本での研究（文献4）では、より効果的で、タミフルを予防的に服用した人での症状が出るリスクは、服用していない場合の15％であると報告されています。

そこで、抗インフルエンザウイルス剤の予防投薬にも様々な方法が考えられてい

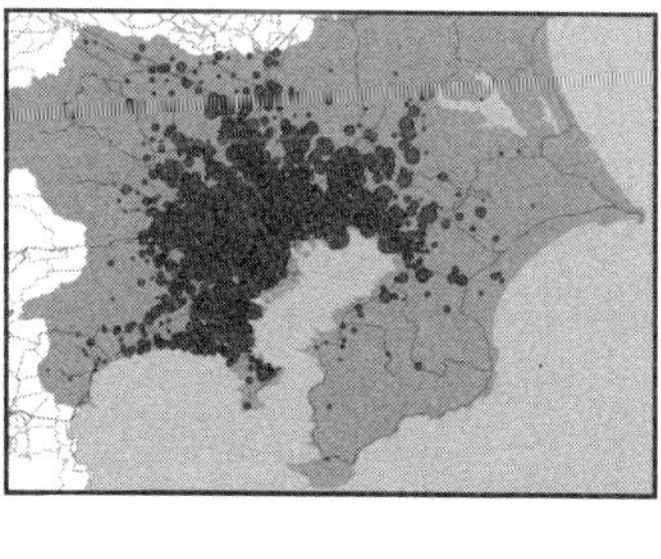

対策をした場合

16日目

ます。第5章で取り上げた地域封鎖と組み合わせて、地域封鎖の対象となった住民に対しての抗インフルエンザウイルス剤を予防投与するというのが、そもそもFerguson（第5章—文献1）での対策でした。また、第2章で取り上げたGermann（第2章—文献2）では予防投薬の方法としてTAPを検討していたことはすでに紹介しました（56ページ参照）。これらはいずれも季節性インフルエンザに対する効果と同じだけの効果を、新型インフルエンザに対しても発揮するという前提で検討しています。本章でも同じく新型インフルエンザにおいてもタミフルは季節性インフルエンザ並に有効であるという前提に立って患者が発生した家族における予防投薬の効果について検討してみましょう。

シミュレーションによる検討

患者が新型インフルエンザであると診断された場合、同居家族もすでに感染している可能性もあるので、患者と共に自宅にとどまり患者の看病をするためにタミフルの予防投薬が行われるとします。その実施はやはり、初発例の感染が確認され対策が実施に移される初発例の感染7日目とします。ここでもこれまで同様に首都圏の状況を見てみましょう。

この場合の有症者の状況が図34に示されています。最終的な罹患者数も、何もしない場合の51・6％から40・4％に、11・2％低下させることができます。

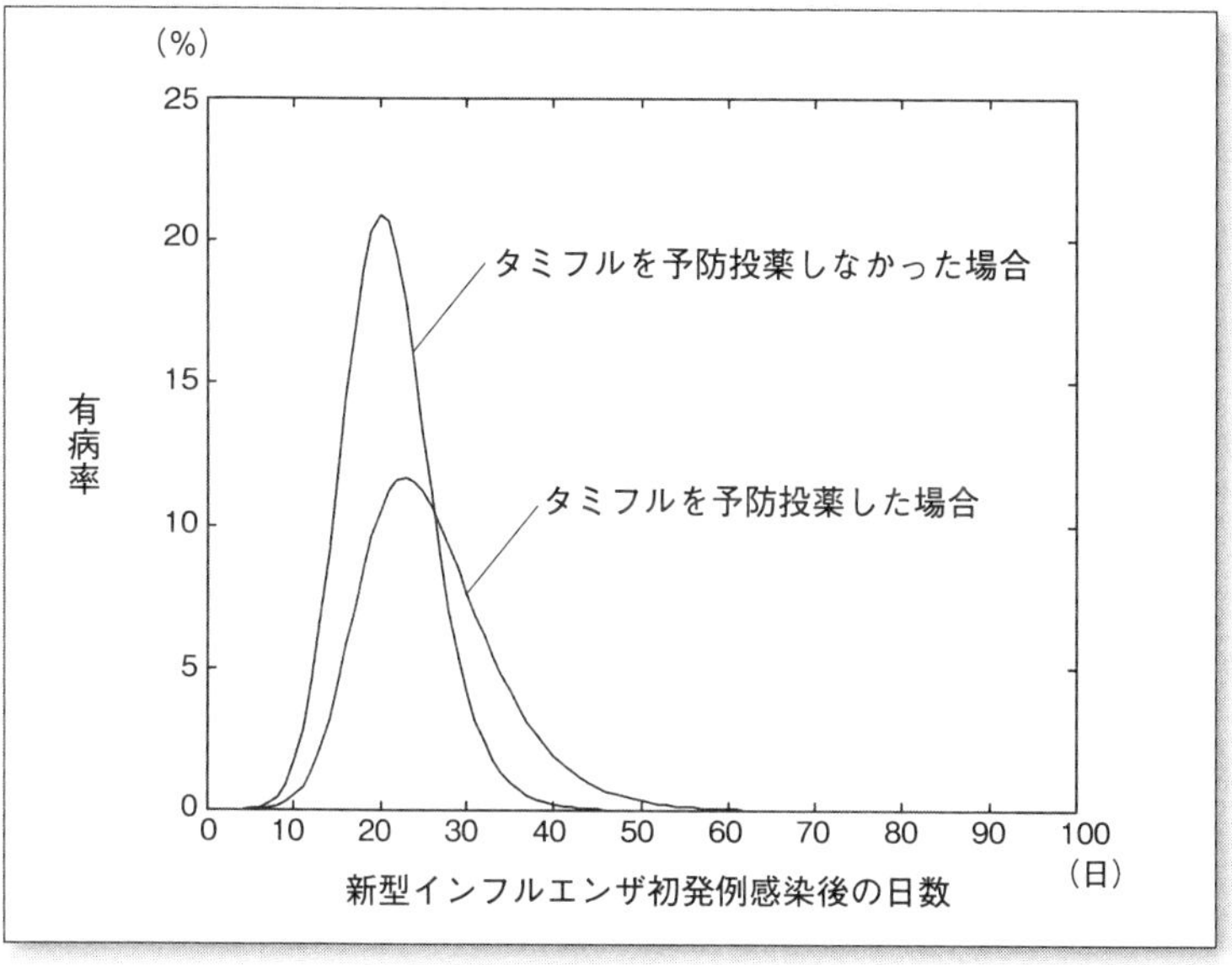

図34　患者家族へのタミフル予防投薬の効果

一方で予防的にタミフルが延べで人口の5・5％に相当する人数分が使用されます。延べで測るのは、場合によっては家族が間を空けて感染する場合も考えられ、その場合には予防投薬を複数回実施する人もあり得るからです。

いずれにしても患者家族の予防投薬をした場合には、人口の45・9％に相当するタミフルが使用されることになります。患者家族の予防投薬をしない場合には人口の51・6％が罹患するのでその分のタミフルが必要となりますが、患者家族の予防投薬をした

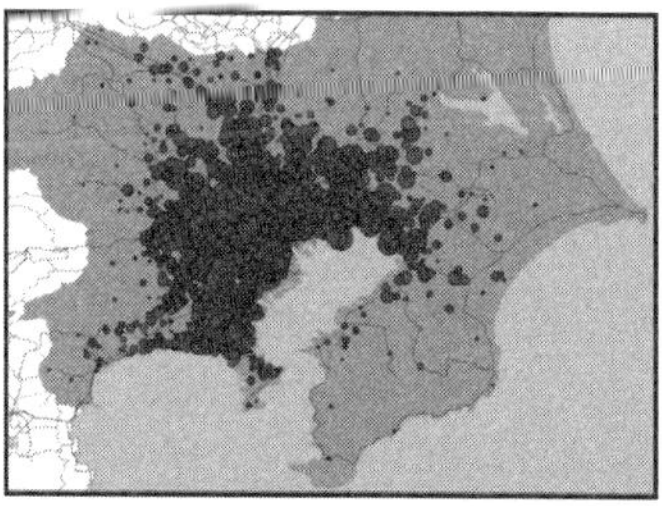

対策をした場合

17日目

表３　タミフル服用のタイミングと致死率

発症後タミフル服用までの日数	死亡	回復
２日未満	0	1
２～４日	7	4
５～６日	10	6
７日以上	44	10

場合には予防分を入れてもまだなお人口の５・７％の分だけタミフルが節約できます。その意味で、劇的に大きくはないものの患者家族への予防投薬は効果的であると結論づけられるでしょう。

新型インフルエンザに「タミフル」は本当に効くの？

新型インフルエンザにタミフルは本当に効くのか？　と問い掛けられた場合、まだ発生していないので分からない、というのが最も賢明な答えでしょう。論理的には新型インフルエンザと言えどもA型インフルエンザである以上効くはずなのですが、少なくともタミフルはこれまでの鳥インフルエンザの患者に対しては、季節性インフルエンザほどには効果がないようです（文献４）。

もっとも、タミフルはその機序が体内で増殖するウイルスを抑制することから、比較的ウイルスが増殖していない感染初期の段階で服用しないと効果がありません（表３）。

日本で、インフルエンザに罹ったと思われる方は、発熱48時間以内に受診するように宣伝しているのは、これが所以です。しかしながら、現在の鳥インフルエンザの発生地域では、日本での季節性インフルエンザの患者のように発熱してすぐに受診する習慣もなく、またそれを支える医療提供やあるいは医療保険の状況にもありません。したがって、比較的重症化してから病院に受診する場合が少なくなく、そのために仮にタミフルを早期に服用すれば有効であった場合でも、そのタイミングを逃している可能性があります。いずれにしても、鳥インフルエンザにおいては新型インフルエンザにタミフルが有効であるとは断言できない状況にあります。

　他方で２００８年10月に報道されたので記憶されている方もおられるかと思いますが、タミフルに耐性、つまりタミフルが効かないように突然変異した季節性インフルエンザのウイルスが徐々に拡まりつつあります。タミフルが効かないので、すでにインフルエンザを発症した患者がタミフルを服用しても、発熱期間の短縮は期待できません。さらに、予防投薬した場合でも、インフルエンザウイルスの増殖を阻害できないために、予防効果もありません。こうした耐性ウイルスは日本全体では２％台ですが、地域的には30％の水準に達しているところもあります。また、海外でも昨年季節性インフルエンザに対してはタミフルをほとんど使用してないと思われるノルウェーで高い割合でタミフル耐性ウイルスが検出されたと報告されてい

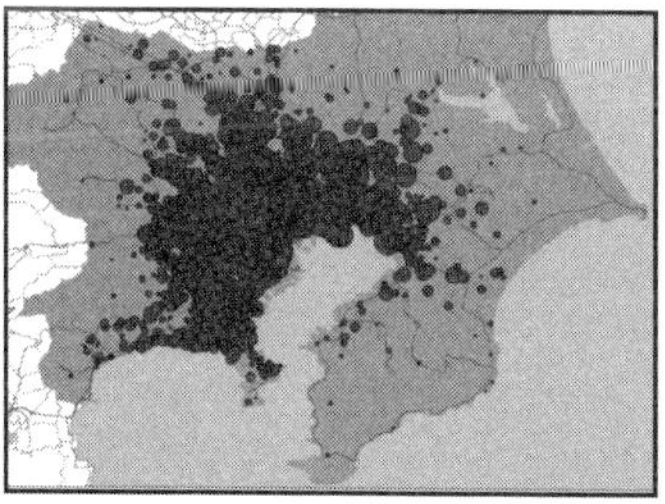

対策をした場合

18日目

ます。こうした季節性インフルエンザにおけるタミフル耐性が、新型インフルエンザが発生した際に、ある人が季節性インフルエンザと新型インフルエンザの両方に同時に感染することによって、人の体内で遺伝子の再集合が起こり、タミフル耐性の性質が新型インフルエンザのウイルスに移行する可能性が危惧されています。

その上、新型インフルエンザの際には大量の抗インフルエンザウイルス剤が治療にも、また予防にも使用されるために、抗インフルエンザウイルス剤が効くウイルスは根絶やしにされ、偶然たまたま抗インフルエンザウイルス剤が効かない性質を変異や遺伝子再集合によって獲得したウイルスが、その子孫を急速に増やし、パンデミックの主役になる可能性があります。まさに抗インフルエンザウイルス剤の大量使用が圧力となり、抗インフルエンザウイルス剤が効かない方向への進化が促されるわけです。そうしたタミフル耐性の新型インフルエンザが発生した場合、備蓄された膨大な量のタミフルは無意味になってしまうことが強く危惧されています。

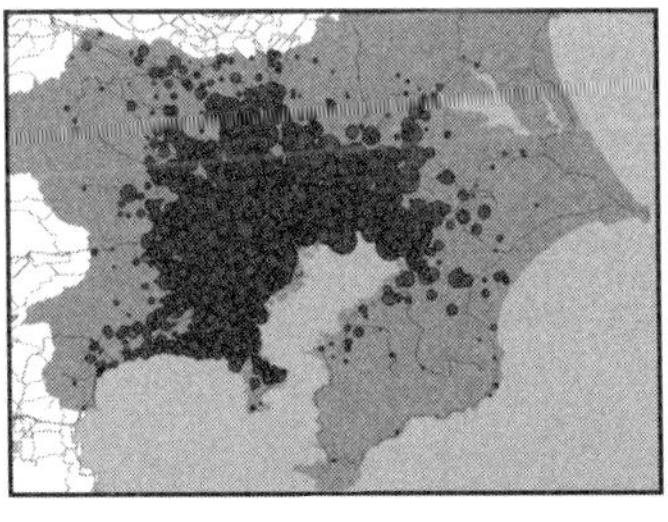

対策をした場合

19日目

第8章 新型インフルエンザ対策の費用対効果

新型インフルエンザに関わる費用

新型インフルエンザ対策の費用は?

ここまで数理モデルのシミュレーションを通して、休校やあるいは外出自粛の効果を見てきました。確かにこのような対策は有効で、患者数を減らし、またひいては死亡者を減らすことに寄与することは間違いないでしょう。ただ一方で、外出自粛は要請ですので、それに基づいて就業者が通勤を自粛して自宅にとどまり、最悪の場合在宅勤務の環境整備が間に合わなければ、膨大な経済的損失が発生することになります。在宅勤務の環境整備はまだまだこれからの課題であり、投資も必要です。もたもたしているうちに新型インフルエンザが発生したら、業務命令として通勤を自粛させた場合など休業補償の問題が起こります。

外出自粛の経済的な損失

外出自粛の勧告にしたがって就業者が自宅にとどまった場合、最悪の場合現状のままでパンデミックを迎え、たとえば在宅勤務などの勤務体制が実施できなければ、膨大な経済的損失が発生することになります。どれくらいの経済的損失になるでしょうか。

仮に、40％の人が外出自粛の勧告にしたがって、流行期間を2カ月間実施するとなると、就業者人口６０００万人の内、２４００万人が自宅待機することとなります。就業者の平均賃金を１日１万円とすると、外出自粛による経済的損失は14・４兆円にのぼります。驚くべき損失です。この金額が企業や就業によって負担されることになります。これでは外出自粛の費用がかかりすぎ、費用対効果的に考えると罹患した方が得だ、という印象をお持ちの人もおられるかもしれません。

他方で、外出自粛によって軽減される罹患や死亡の負担、つまり外出自粛による収益はいくらになるのでしょうか。第１章で見たように、パンデミックをもし無策で迎えた場合の損害は２００兆円にのぼっていました。それが40％の外出自粛が実施されれば、患者（有症者）が30％ポイント減少することによって２・５兆円もパンデミックのインパクトは軽減することになります。また、第１章と同様に、致死率をスペインかぜ並として死亡時の平均年齢を50歳とすると、外出自粛

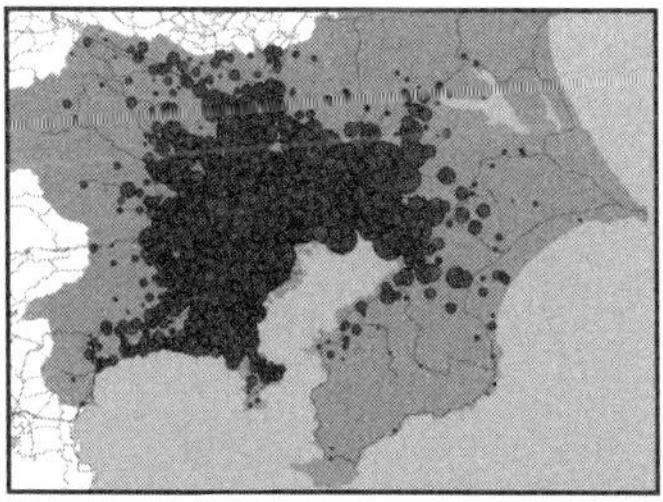

対策をした場合

20日目

によって死亡者が5分の2になることによって129・6兆円、パンデミックのインパクトは軽減することになります。都合、14・4兆円の費用をかけて40％の外出自粛をすることによって、132・1兆円の利益を得ることになります。

外出自粛の対策を、新型インフルエンザ対策としての投資としてみれば、投資額の9倍以上の利益を上げられることを意味するので、費用対効果的には非常に優れていることは間違いないと思います。

また、仮に在宅勤務できたとしても、通常の会社での勤務よりははるかに非効率となり、その損失も発生することになります。そうした投資や補償を考えると費用の方がかかりすぎて、費用対効果的に罹患した方が得だ、という印象をお持ちの人もおられるかもしれません。そこで簡単な計算をして新型インフルエンザ対策の費用対効果を医療経済学的な考え方を用いて検討してみましょう。

新型インフルエンザの健康被害の評価

費用対効果分析をするには、新型インフルエンザに罹患した場合の健康被害の評価をすることから始めます。ここでは、全体のイメージをとらえるために、簡単に計算をしてみましょう。こ

式(3)：1億2000万人×50%×1万円×7日＝4.2兆円

この想定被害の設定を、これまでと同様にスペインかぜ並として、感染率50%とします。平均的な罹患期間を1週間とします。日常活動が中断される費用は賃金を1日当たり1万円とします。

式(3)が罹患に伴う損失となります。

これだけでも膨大な損失ですが、この上に死亡による損失が加わります。致死率をスペインかぜ並の2%として、死亡時の平均年齢を日本人の平均年齢である50歳とすると、平均余命から30年間健康に生きられたのに新型インフルエンザで亡くなられたことによって失われたことになります。

これは単に遺族にとっての悲しみだけではなく、その人の持っていた技能、ノウハウが永久に失われたという意味で社会的に重大な損失になります。問題は、そうした生命の価値をいかに評価するかです。この点に関しては医療経済学的な検討が進んでおり、諸外国ではすでに実用的に用いられています。

そもそも生命の金銭評価は、医療資源の効率的な配分を実現し、技術革新による青天井の医療費に一定の制約を課すための、特に新薬・

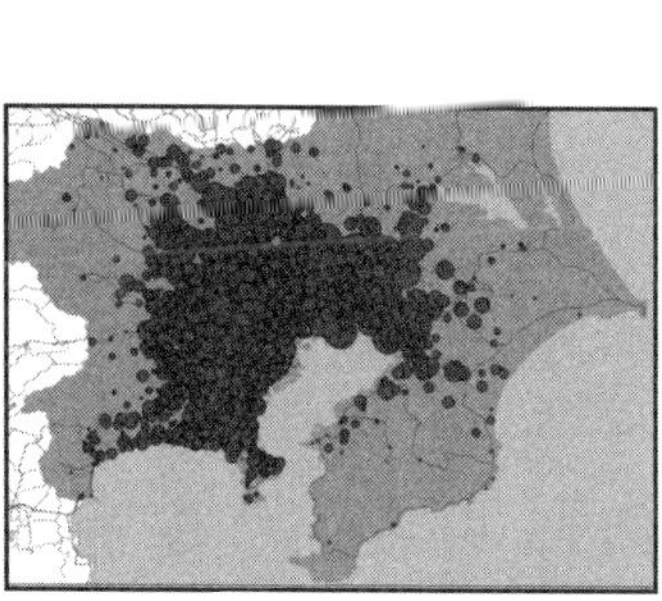

対策をした場合

21日目

新技術に対する保険収載・薬価決定のための費用対効果分析に必要です。そうした保険収載・薬価決定に費用対効果分析が実用化されている国も多くあります。たとえば、オーストラリアやカナダ、韓国では新薬に対して実用化されています。アメリカでは予防接種政策において用いられていますし、イギリスでは治療法全般のガイドラインに用いられています。残念ながら日本においてはその実用化の動きはありません。しかしながら、その基礎的な研究は将来での導入、あるいは準備のために必要です。

生命の価値の金銭的評価は1QALY当たりで計算されます。QALYとはQuality Adjusted Life Yearsの略で、日本語では「質調整生存年」と訳されています。これは、ある瞬間瞬間の生命の質（Quality of Life：QOL）を時間に関して合計したもので、その人の生涯、あるいは余命における生命の質です。QOLは0（考え得る最悪の健康状態）から1（完全な健康状態）までの数値で表現されるので、完全な健康状態で余命30年間を生きたであろう人が突然亡くなると、QALYは30の

---

*一般的に将来の100万円は、現在の100万円と同じ価値ではありません。仮にインフレがまったくなかった場合、現在の100万円は預金することによって将来には100万円以上になります。つまり将来の100万円は、現在の100万円以下の価値しかなく、この調整係数が割引率です。ここでは単純化のために、また日本ではこの10年以上にわたって金利が極めて低いことから、割引率が0、つまり将来の100万円と現在の100万円と同じ価値であると仮定して計算しています。仮に医療経済学の分野では標準的な割引率3%を採用すると、30年間の余命を失う価値は約2/3になります。5%で割り引くと約半分になります。

式（4）：1億2000万人×50%×2%×600万円×30年間＝216兆円

損失になります。このQALYを1単位獲得する、つまり完全な健康状態で寿命を1年延期できる治療法や薬剤に対して社会的に支払うことが許容される医療費、あるいは負担の上限が各国で設けられています。

たとえば、アメリカでは5万ドル（文献1）、カナダでは2万カナダドル（文献2）、イギリスでは3万ポンド（文献3）、オランダでは2万ユーロ（文献4）、オーストラリアでは3万6千オーストラリアドル（文献5）とされています。日本では、一般市民への調査（文献6）に基づいて600〜700万円とされています（文献7）。こうした医療経済学的分析の詳しい説明は参考文献をご参照ください（文献8、9）。

いずれにしても完全に健康な状態での生命価値を600万円とすると、新型インフルエンザによって失われる生命の価値は、割引率*を0とすると**式(4)**より216兆円となります。罹患に伴う損失と合計すると220・2兆円になります。この損失額はどれぐらい巨額でしょうか。これは日本の国家予算82・91兆円（2008年度一般会計）の2倍以上3倍近い金額です。また、GDP

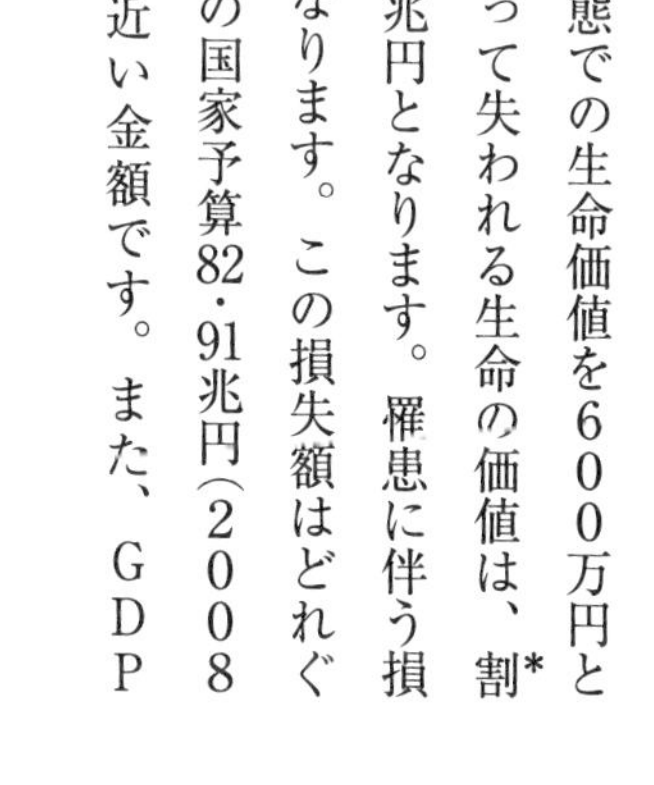
対策をした場合
22日目

式(5)：6000万人×4割×1万円×60日＝14.4兆円

式(6)：1億2000万人×（5－2）割×1万円×7日＝2.52兆円

〔562・83兆円（2000年価格）2007年度〕のほぼ40％に相当します。

ここで注意しておきたいのは、死亡の損失は平均すれば30年にわたって発生するという点です。新型インフルエンザが発生したその1年のみに限定すれば、死亡の損失は7・2兆円に限定されます。罹患による損失は発生した1年に限定されるので、その時の損失は11・4兆円となります。金額的には小さくなりますが、なお国家予算の13・8％、GDPの2％に相当します。その後、罹患に伴う損失は発生しませんが、死亡による損失は30年間毎年7・2兆円のしかかり、長期にわたってダメージを残すでしょう。

新型インフルエンザ対策の費用対効果の検証

対策を行った場合の費用対効果の試算

では、対策は費用対効果的にも有効なのでしょうか。単純化して考えるために、仮に40％の外出自粛を流行期間の2カ月として実施されたとしましょう。また、在宅勤務の整備が間に合わなかったとしましょう。就業人口を6000万人とすると、**式(5)**より14・4兆円になります。

とんでもなく膨大な金額です。仮にその一部が休業補償されれば、その

式(7)：1億2000万人×（5－2）割×2%×600万円×30年間＝129.6兆円

式(8)：6000万人×6割×1万円×60日＝21.6兆円

一部は企業が負担することになるし、されなければすべてを労働者がかぶることになります。いずれにしても社会の誰かが負担することになります。

他方、それによって軽減される罹患や死亡の負担は、第6章でも見たように患者が30%ポイント減少します（124ページ参照）。したがって先と同様に計算すると、**式(6)**より2・52兆円になります。この費用だけ罹患に伴う損失を軽減することができます。また同様に死亡も30%ポイント減少するので、外出自粛40%を実施して救える生命の価値は、**式(7)**より129・6兆円となります。

つまり、死亡者が5分の2になることによって129・6兆円だけ新型インフルエンザの損害を軽減することができます。要は、40%の外出自粛は14・4兆円の費用をかけて132・1兆円の利益を得ることになります。これは投資案件としてみれば、投資額の9倍以上の収益を上げられることを意味します。こんな優れた投資案件はなく、費用対効果的には非常に優れていることは間違いありません。

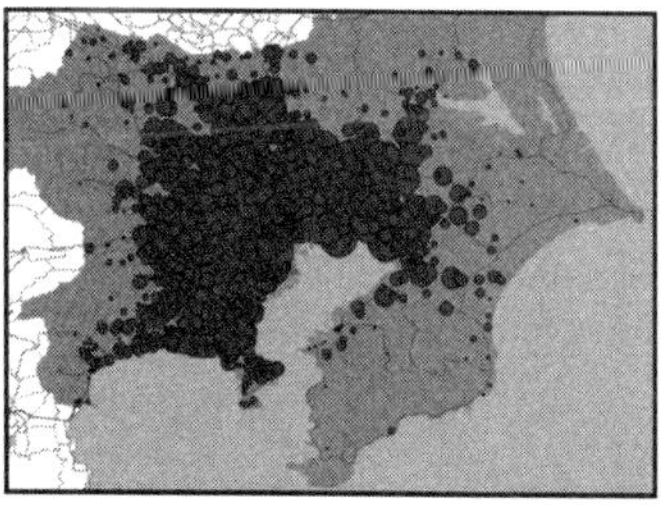

対策をした場合

23日目

式(9)：1億2000万人×（5－1）割×1万円×7日＝3.36兆円

式(10)：1億2000万人×（5－1）割×2%×600万円×30年間＝172.8兆円

式(11)：6000万人×2割×1万円×60日＝7.2兆円

式(12)：1億2000万人×（5－3）割×1万円×7日＝1.68兆円

式(13)：1億2000万人×（5－3）割×2%×600万円×30年間＝86.4兆円

では、外出自粛の割合がより協力的で60%であった場合、あるいは残念ながら20%にとどまった場合にはどうなるでしょうか。

外出自粛が60%であればその費用は、**式(8)**より21・6兆円になります。

他方で患者数、ひいては死亡者数は40%ポイント低下させることができるので、**式(9)**より3・36兆円の感染者抑制の効果、および**式(10)**より172・8兆円の死亡者抑制の効果を上げることができます。合計すると175・2兆円の効果です。率にすると8・2倍となり若干外出自粛40%よりは低下しますが、十分に費用対効果的であると言えるでしょう。

他方、外出自粛が20%であればその費用は、**式(11)**より、7・2兆円になります。

式(14)：1億2000万人×（5－2）割×1％
×600万円×30年間＝64.8兆円

また、患者数、ひいては死亡者数は20％ポイント低下させることができるので**式(12)**より、1・68兆円の感染者抑制の効果と、**式(13)**より、86・4兆円の死亡者抑制の効果を上げることができます。合計すると88・1兆円の効果です。率にすると12・2倍となり最も高くなります。

つまり、外出自粛の要請に対する協力が低いと、費用はあまりかからないにも関わらず、確実に半径1m以内の人数を減らせるので、感染者を少なくすることができ、効果的になります。逆に外出自粛の要請に対して協力が高いと、費用が非常にかかる半面、すでに半径1m以内の人数が少なくなっている状況でさらに減らしても効果は限定的です。極端な言い方をすれば、半径1m以内の人数がほぼ0になれば、それ以上外出自粛の要請を強化しても、それを守る人数はほとんど増えないからです。いずれにしてもここで重要なことは、外出自粛が20％であれ60％であれ、非常に費用対効果的であるということです。

では、致死率が2％以下であればどうなるでしょうか。費用と感染者数の健康被害は致死率には依存していないので、外出自粛

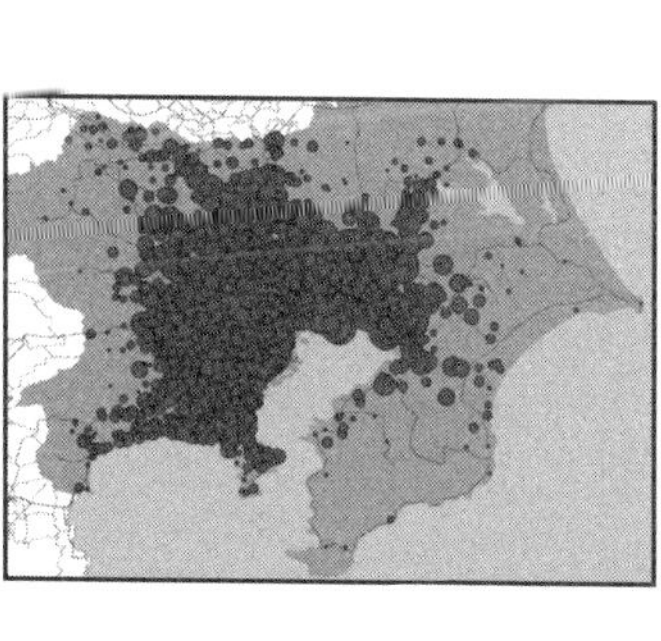
対策をした場合
25日目

式(15)：1億2000万人×（5－2）割×0.5%×600万円×30年間＝32.4兆円

式(16)：（14.4兆円＋2.52兆円）÷（1億2000万人×3割×600万円×30年間）

率を40%とするとそれぞれ14・4兆円と2・52兆円です。仮に致死率が半分の1%であれば、死亡の抑制の効果も半分になり、**式(14)**より、64・8兆円になります。

したがって対策の効果は合計で67・3兆円、費用を4・7倍以上も上回っており、依然として非常に費用対効果的であると言えるでしょう。

アジアかぜ、香港かぜ並の致死率である0・5%であればどうでしょうか。死亡の抑制の効果もさらに半分になり、**式(15)**より、32・4兆円となります。なお費用である14・4兆円を2・3倍上回っており、費用対効果的には有効です。

逆に費用が効果を上回るのは、**式(16)**より致死率が0・18%以下ということとなります。

つまり、致死率が季節性インフルエンザの倍以上であれば、費用対効果的であるので、実施するに値する十分な効果があると判断できるでしょう。外出自粛は費用がかさむように思いますが致死率が0・18%以上であれば、実施することによって費用以上の効果を享受することができます。

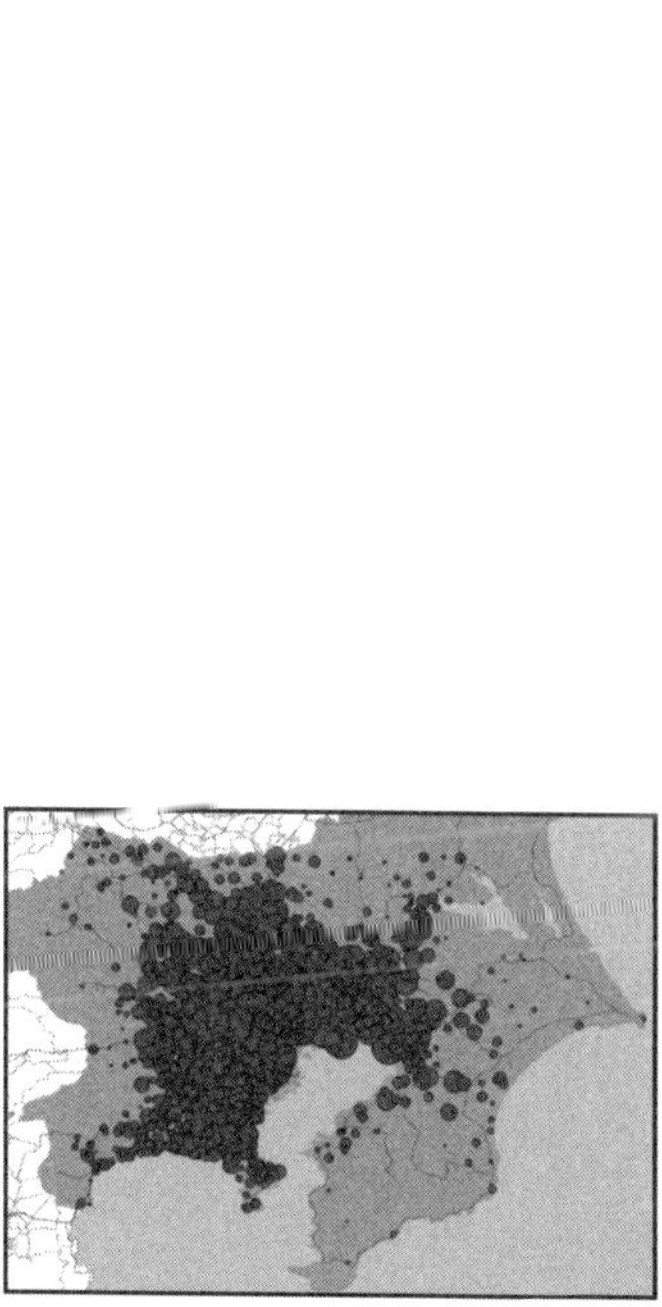

対策をした場合

27日目

第9章　新型インフルエンザへの対策――早期探知

早期探知への現実的な対応

初発例の発見が遅れる場合

さて、ここまではあくまで初発例（最初の患者）が発見され、速やかに適切な対応が取られるという前提でシナリオを作成し、シミュレーションを実施してきました。シミュレーションのためにシナリオを用意し、初発例（最初の患者）の感染者からどのように感染拡大するのかを見てきました。しかしながらそのシナリオは、理想的ではありますがいささか非現実的で、その可能性は低いと考えられます。たとえば、初発例が体調不良の原因を海外出張の疲れと考え、あるいは新型インフルエンザと診断されることを恐れ、いずれにしても医療機関への受診が遅れた場合、あるいは受診しなかった場合が想定されます。

また、診察した医師がたとえば迅速診断キットが陽性と出たために、（季節性の）インフルエンザと診断してタミフルなどの抗インフルエンザウイルス剤を処方しそのまま患者を帰宅させてしまい、結果として、新型インフルエンザとして保健所に連絡して検査の依頼を行うことができない場合もあり得るでしょう。さらには、高い確率で初発例が無症候例であり、本人の自覚もなく、周囲に感染を拡げてしまう危険性もあります。

いずれにしてもこれらの場合には初発例の探知は遅れる、あるいは結果的には地域での流行が先行し初発例が探知されない、という状況が発生し得ると考えられます。これらの場合では、ある程度蔓延した状況になって初めて気づくという事態になります。つまり、たとえば我々の面前に首都圏での第7日目（図18：86ページ参照）がいきなり発生して、初めて事態に気づくということになります。本章では後者のケースでの対応について検討してみましょう。

地域の流行状況をいち早く探知するには

とは言え、1日でも早く感染の蔓延を探知し、1日も早く対策を実施することが重要であることはこれまでのシミュレーションからも明らかです。では、地域での流行状況をいかにして可能な限り迅速にとらえることができるでしょうか。まず明らかなことは、医師の診断の届出を待っていたのでは、ちょうど初発例を見つけられないのと同じ理由から、流行の探知が非常に遅れてしまうということです。

そこで医師の診断ではなく、むしろ患者自身の「自覚症状」の集積、たとえば発

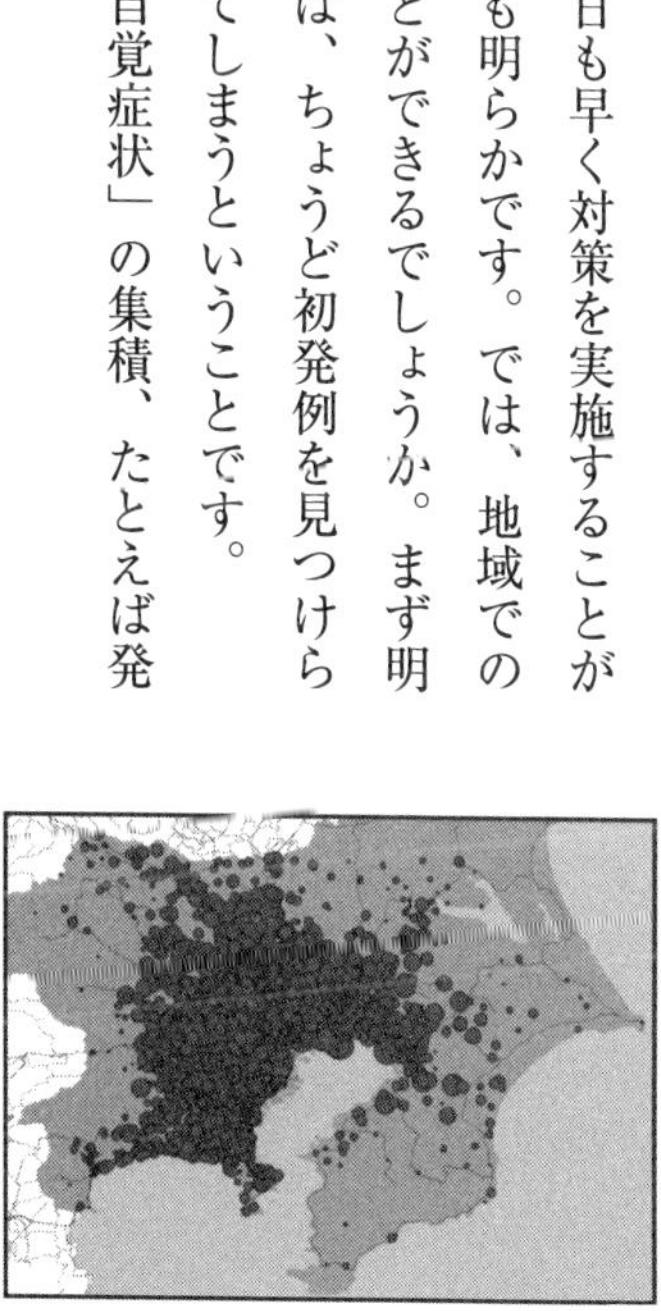

対策をした場合

29日目

熱症状を呈している患者、あるいは発熱と同時に呼吸器症状を呈している患者が集積、つまり一定の地域内において多数患者が発生している状況を見つける方法があります。

ここで大事なことは、症状に着目していることと、その集積に着目していることです。もし、このような症状がある地域に集積しているようであれば、新型インフルエンザを疑ってかかることができます。いったん、疑われれば病原体の検査を実施し、新型インフルエンザの発生を早期に探知することができます。このような、ある症状の患者の集積を探知する技術を「症候群サーベイランス」と呼びます。

症候群サーベイランス

症候群サーベイランスは、もちろん新型インフルエンザにも効力を発揮することが期待されますが、その先進国アメリカではむしろバイオテロの早期探知の有力な手段として、膨大な予算をかけて実施されています。アメリカでは9・11同時多発テロ、あるいは炭疽菌手紙事件によって現実的な脅威としてバイオテロがとらえられ、国家防衛という意味で症候群サーベイランスの構築、運用が推進されています。そのために、症候群サーベイランスには、様々な情報源が用いられています。

アメリカでは、救急外来における電子カルテ、一般用医薬品（医療機関を受診することなしに購入できる医薬品、市販薬のこと）の売上、救急車要請の情報、学校欠席の情報など、多様な情報源が実用化されています。具体的には、救急外来における電子カルテでは、公衆衛生を担当する行政機関が、直接病院の電子カルテにアクセスし、そこで症状の集積の有無を常時チェックしています。また、一般用医薬品については、全米的なドラッグチェーンが協力し、無償で全米3万店舗の情報が提供され、特定の薬効分類の売り上げが急増していないか監視されています。救急車要請では、911番通報の内容が解析され、特定の症状の集積がないかリアルタイムに解析しています。このようにアメリカでは、直面している国家危機への対策として、こうした症候群サーベイランスが運用されています。

サミットにおける症候群サーベイランス

翻って日本では、バイオテロの脅威は日常的ではありません。ただし、2008年7月に開催された北海道洞爺湖サミットのような政治的・国際的に重要なイベントでは、バイオテロも現実的な脅威として受け止められていることから、いくつかの症候群サーベイランスが実施されました（文献1）。

具体的には、医療機関・医師からの届け、薬局での院外処方箋の情報、救急車搬送（文献2）での搬送理由の情報、一般用医薬品の売り上げの情報（文献3）、一般住民

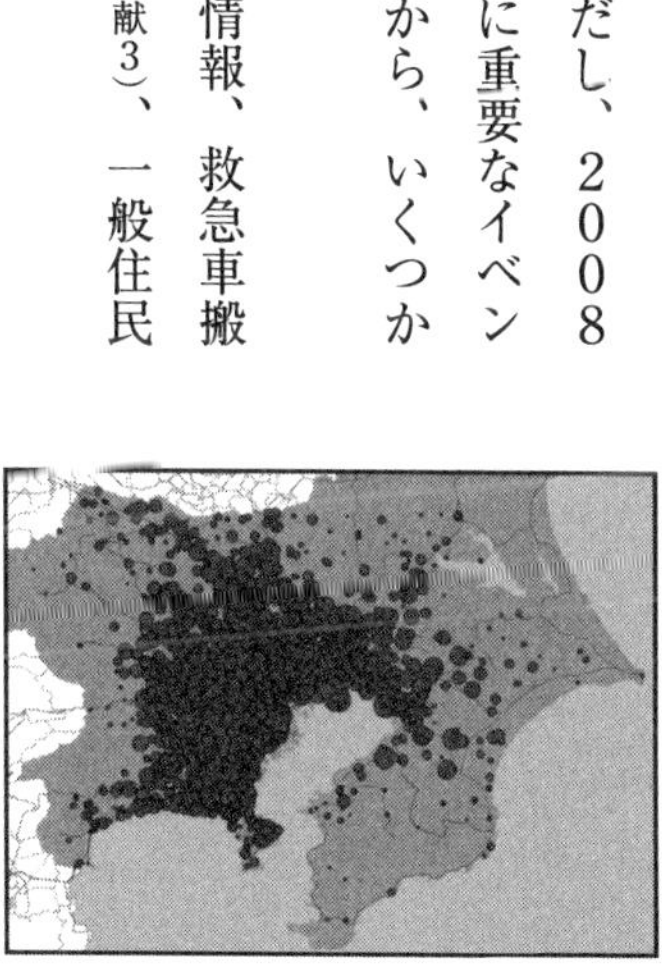
対策をした場合

の健康調査がサミット開会2週間前から閉会2週間後に当たる6月23日から7月23日までの約1カ月間、北海道と国立感染症研究所が共同で実施しました。幸い期間中バイオテロの発生は報告されませんでしたが、懸念されるような事案は何度かあり、調査も実施されました。

しかしながら、本来であれば、サミットの期間中のみがバイオテロの危険性が高いわけではありません。仮にバイオテロを起こす側の立場から考えてみると、何も警戒の厳しい時に警戒の厳しい場所を選んで行うことは、賢明とは思えません。ましてや、新型インフルエンザとなると、日本国内において、それがいつ発生するかは、全国に等しいリスクがあると言えるでしょう。そうしたバイオテロやあるいは新型インフルエンザを警戒し、早期探知を行う症候群サーベイランスは常時、全国で動いている必要があります。

それを人手に頼っていては、うっかりミスや、忘れが発生します。したがって、データの収集にはまったく手間をかけずに、解析、情報還元、情報共有までを全自動で行うことが必須となります。こうした考えから、様々な情報源からの症候群サーベイランスの構築が日本においても実験的なレベルではありますが、進められています。先の北海道洞爺湖サミットで実施された方法以外にも、医療機関での電子カルテを用いた外来受診者のサーベイランス、小学校・中学校・高等学校での欠席者のサーベイランス、保育園でのサーベイランスなどは、特定の地域で前向きに年間を通して実証実験が行われ、一部でその実用化が進められています。

北海道洞爺湖サミットの際には、自動化されていた部分もありましたが、手動の部分も少なくありませんでした。本章ではそうした現在実際に実用化されている新型インフルエンザ早期探知のシステムについてご紹介しましょう。

現時点（２００９年４月）で実用化されている症候群サーベイランスは、薬局における症候群サーベイランスです。薬局では、患者が医療機関に外来受診し際に受け取る処方箋を出して、薬を購入します。日本では、医薬分業として、このような形態は政策的に推進されていることもあり、現在全国平均で約57・８％（２００８年）が行われております。薬局には、患者の処方箋に記録された処方薬剤の電子的なシステムが備えられており、症候群サーベイランスは処方箋の情報を利用しています。

ここでなぜアメリカのように医療機関から直接に情報を収集しないかと疑問に思われるかもしれません。電子カルテは日本にもあるのではないかと思われるかもしれません。しかしながら、残念ながら現在の日本ではサーベイランスをするには非常に困難な状況です。なぜなら、電子カルテの普及率そのものが、病院では５％程度、診療所では６％（２００５年現在）と非常に遅れています。また医療機関ごとに使用している電子カルテも種々多様であり、標準化がまったくなされていません。

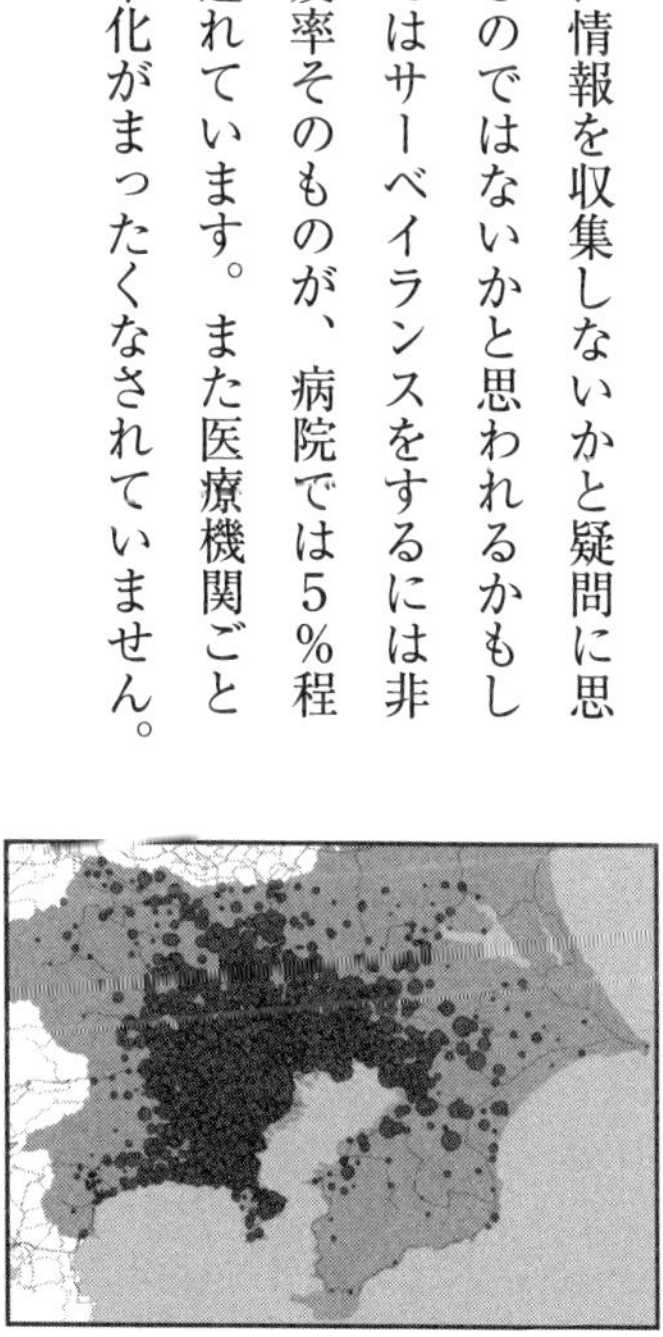
対策をした場合

33日目

加えて医療機関では個人情報の保護に非常に神経を配っています。他方アメリカでは、電子カルテの普及も日本よりははるかに進んでおり、電子カルテもHL7という基準での標準化がされています。何よりも重要な相違は、アメリカでは公衆衛生目的であれば個人情報は保護されません。そのため、前述したように行政機関が医療機関の電子カルテを直接参照することが法的にも許されています。こうした状況から、アメリカで行えていることが日本では行えません。

しかしながら、「日本が遅れている」と嘆いても何も問題は解決しません。アメリカの電子カルテを取り巻く状況は、サーベイランスという観点からは理想的な状況であり、日本も長期的にはそうした環境を整備することが望ましいと思われる半面、サーベイランス以外の観点、たとえば個人情報の保護という視点からは、アメリカのシステムはやや行き過ぎた部分もあるという評価もあり得るでしょう。少なくとも、新型インフルエンザもバイオテロも日本の遅れた状況を勘案して、日本だけが起こらないという確証はないわけですので、何もできないと嘆いていても始まりません。もちろん長期的に時間をかけて法的な側面も含めて日本の環境を整備していくことは必要ですが、それまでパンデミックが待ってくれる保証もありません。今なすべきは、当面固定されたこうした現在の日本の環境の中でできる、最善のことを考えて、実施していくことです。理想論は耳には心地よいですが、目の前の危機の回避には役に立ちそうにありません。そしてその答えが「薬局での症候群サーベイランス」です。

薬局サーベイランス

日本の薬局は、医療機関と比べて情報が１００％電子的に記録保存されています。また、２００９年4月から、薬局からの医療保険請求はインターネットを通じて行うこととなり、インターネットへ接続しなければ経営そのものが成り立たない状況にあります。翻って医療機関では電子カルテの普及率は10％、インターネットの利用状況は50％という状況です。さらに薬局では、複数の医療機関からの処方箋を受け付けており、また、遠方の医療機関を受診した患者が、自宅近くの薬局を利用することが多いことも電子化を推進してきました。その意味で医療機関から情報を収集する場合よりも、より効率的に面としての地域状況を把握することができると考えられます。

加えて薬局ではＡＳＰ型のシステムの普及が進みつつあります。ＡＳＰ型というのは、各薬局にはキーボードとモニターがあるのみで、システムに必要なアプリケーションソフトや情報は全国１カ所のデータセンターで保管されている形式のソフトウエアです（図35参照）。この方式だと、医療保険における薬価の改定や新規収載、制度の改正などへの対応がデータセンター１カ所で行えるために、メンテナンスが

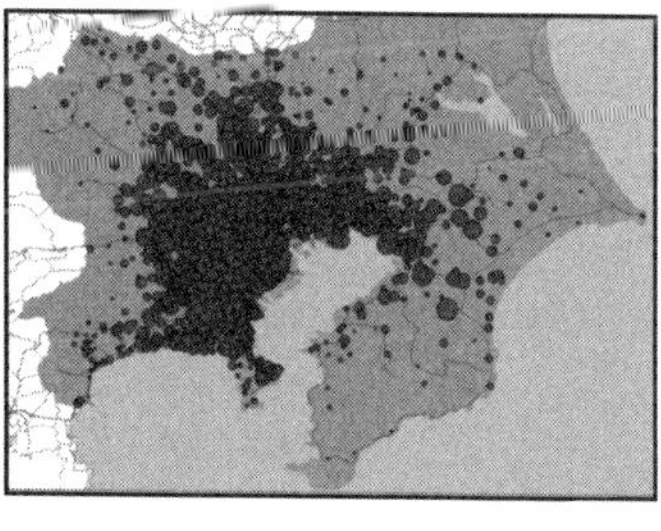

対策をした場合
35日目

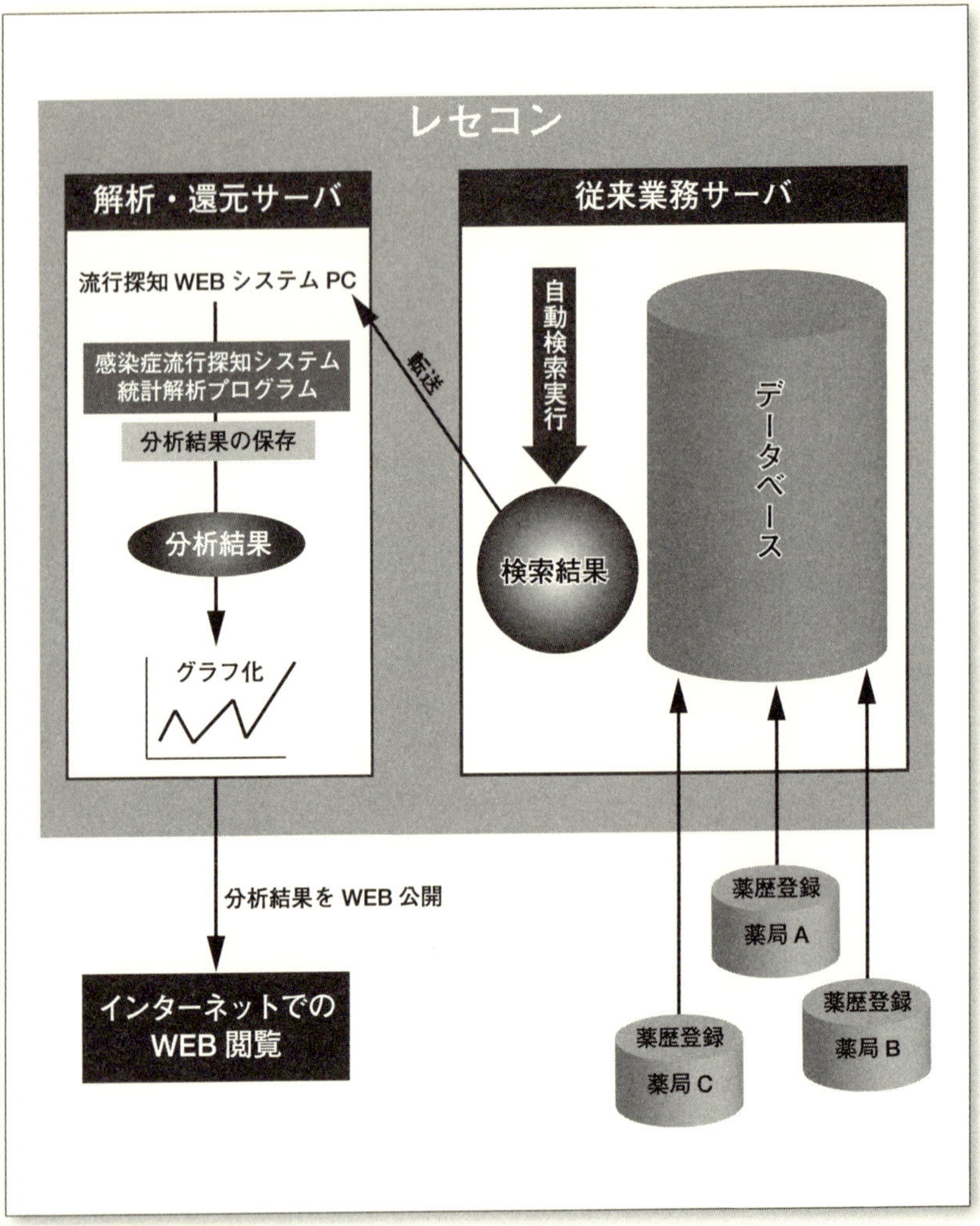

図 35　ASP 型システム

容易です。ASP型でないスタンドアロン型であると、薬価の改定や新規収載、制度の改正などへの対応を各薬局が行わなければならず、ミスや不具合が多発し、それへの対応が費用に反映されることになります。

サーベイランスを実施する側から見ればASP型は非常に魅力的です。全国のデータがすでに1カ所に集約されているので、そこから情報を収集すれば事足りるので非常に効率的です。サーベイランスのために、情報を移動させる必要もなく安全で、安価です。ただ難点もあります。ASP型のシステムを採用している薬局は全国平均では全薬局の7%、3000薬局に限定されます。したがって、この薬局のサーベイランスに参加できる薬局もそれが上限となります。

2009年3月までに、参加可能なほぼすべての薬局のご協力をいただいて実施されています。全国3000カ所という数字は、感染症法に基づいて実施されている感染性胃腸炎や水ぼうそうを報告する小児科定点医療機関数に匹敵しますので、ほぼ同等のサーベイランスとしてのきめの細かさを有していると言えるでしょう。

図36は2009年4月時点での都道府県別での、全薬局に占める協力薬局の割合が示されています。全国的なカバーは実現されており、一部で10%を超えて20%近い地域もあります。しかしながら、一方で5%以下の地域も散見されます。5%以

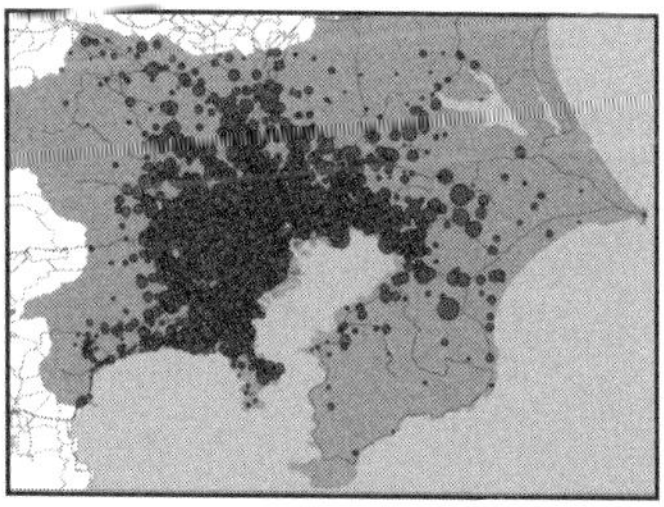

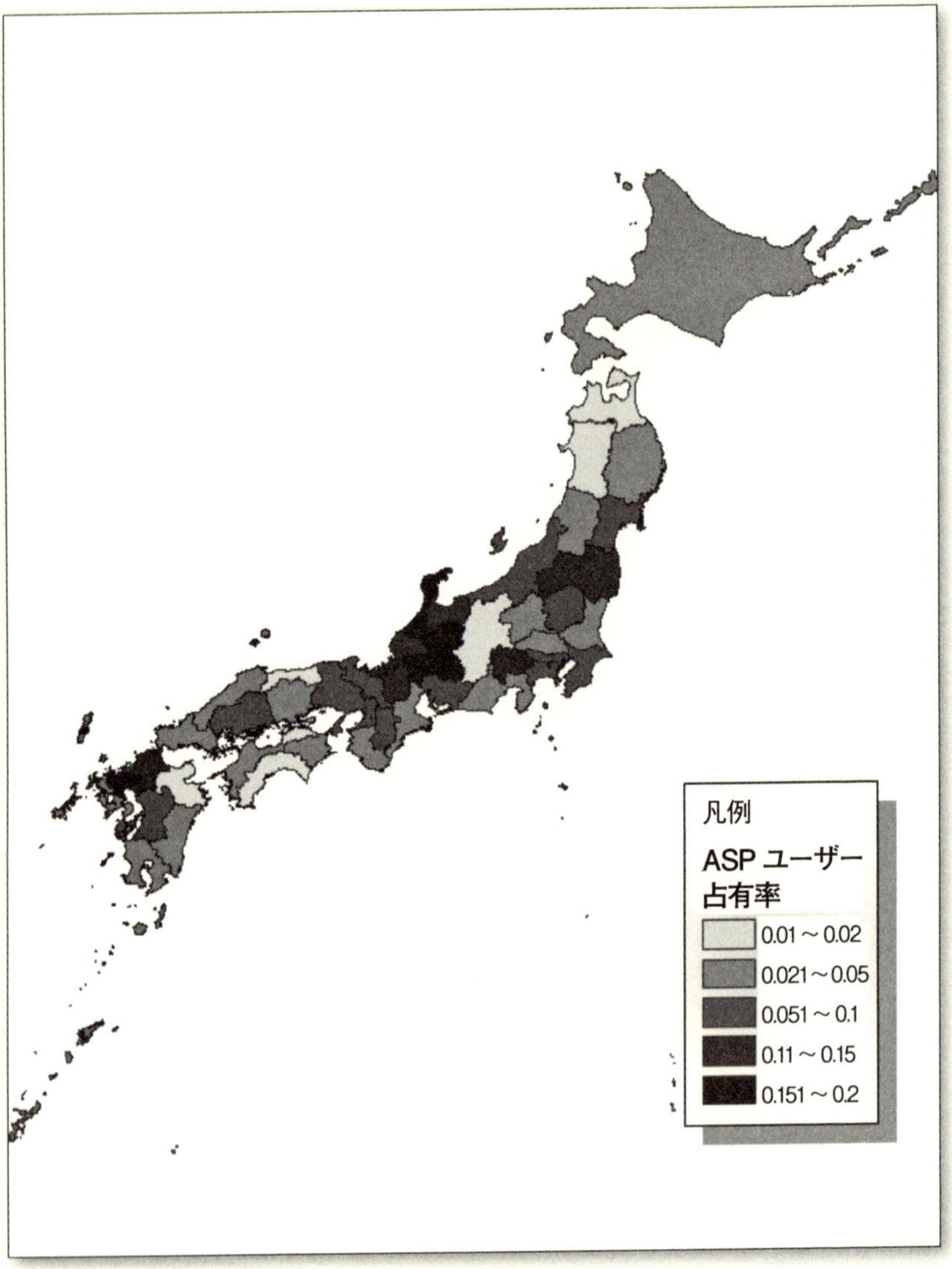

図 36　保険薬局サーベイランスの都道府県別普及状況

下でも現在の発生動向調査並の感度があることが確認されています（文献4）が、今回の目的は早期探知なのでよりきめが細かいに越したことはありません。今後のＡＳＰ型システムを採用する薬局数の増加を期待すると同時に、ＡＳＰ型でないシステムにおいても、安全で安価に症候群サーベイランスに参加できる仕組みを構築することが求められています。それによって、２００９年度には1万薬局（全薬局の20％）を目標に整備が進められています。

この薬局のサーベイランスは、新型インフルエンザ対策のサーベイランスガイドライン（案）（２００８年11月20日新型インフルエンザ専門家会議）において、パンデミックサーベイランスの項で、「薬局サーベイランスシステム（処方薬の電子データをもとに自動的、かつ、リアルタイムに（新型）インフルエンザ患者数を把握するシステム）」として位置づけられています。

他方で、パンデミック時における医療提供のあり方は、発熱外来の設置や電話診療の一部が容認されることも考えられており、日常的な診療の在り方が大幅に変更され、見通しが立ちにくい状況にあります（医療体制に関するガイドライン（案）２００８年11月20日新型インフルエンザ専門家会議）。こうした状況の中で依然として、抗インフルエンザウイルス剤をはじめとする薬剤の提供は薬局を通じて行われることとされており、その意味では日常と同じです。したがって薬局サーベイラ

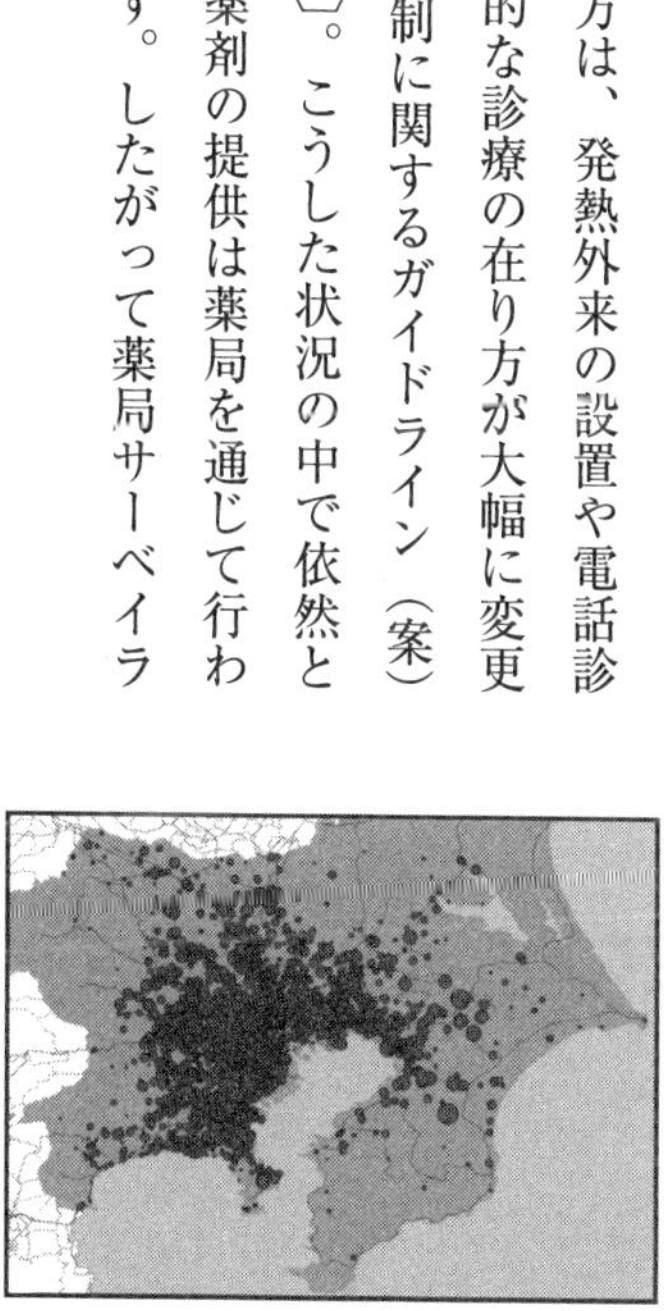

対策をした場合

39日目

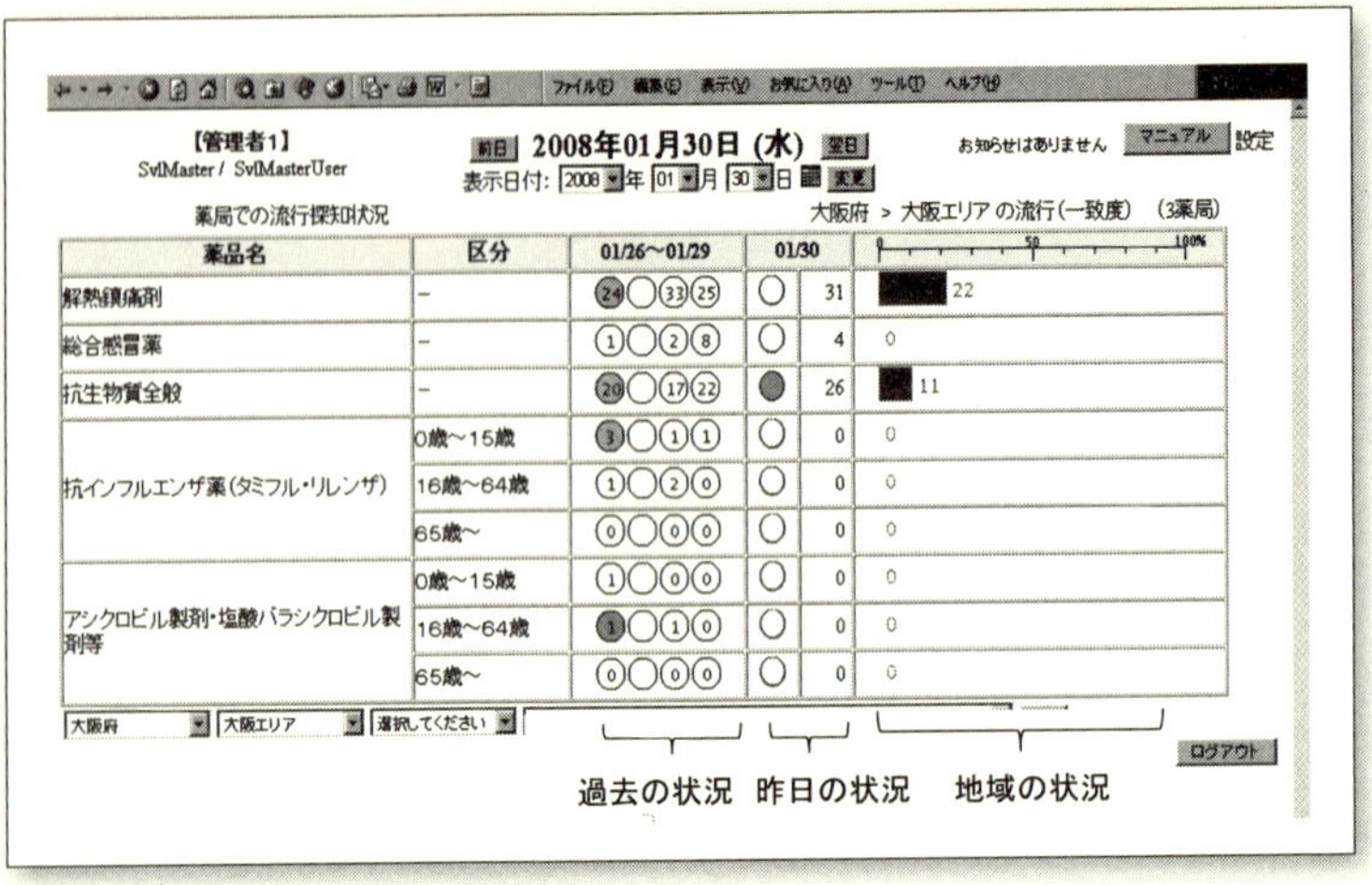

図 37　協力保険薬局への還元画面

ンスはパンデミックにおいて、所定の機能を維持し続けられる可能性が高いと期待されます。

ここでもう少し詳しくシステムの紹介をしましょう。前述のように、データはデータセンターから夜間に自動的に収集され、自動的に解析されています。解析は、各協力薬局の例年の同じ季節、同じ曜日の処方箋枚数と比較して、統計学的に有意に高いかどうかで判断されます。有意に高ければ異常として探知されたことになります。特に、有意水準を3段階設けて、低度、中度、高度の異常としています。

サーベイランスの対象としてモニターしている薬効分類は、現時点では、解熱鎮痛剤、総合感冒薬、抗生物質、抗インフルエンザウイルス剤（タミフル・リレンザ）、アシクロビル製剤の5分類を対象としています。タミフル・リレンザとアシクロビル製剤は、年齢群（小児、成人（高齢者除く）、高齢者）別としています。アシクロビル製剤は水痘、帯状疱疹への特異的な治療薬です。解熱鎮痛剤、総合感冒薬は、必ずしもインフルエンザに特異的ではありませんが、かぜ症状全般の動向を把握しています。

情報還元は、各協力薬局に対しては図37の形で提供されています。昨日の状況は、当該薬局での薬効分類ごとの処方箋枚数と、異常の有無とレベルを色で示しています。過去の状況は当該薬局での過去４日間の処方箋枚数と、異常の有無とレベルが一目で分かるように示されています。右端の地域の状況は、保健所管轄を目安として４～10薬局単位で地域を設定し、その地域における協力薬局に占める異常を探知した薬局の割合を示しています。地域的な流行をとらえればこの割合が増加します。

一方でこうした情報を活かして、新型インフルエンザの早期探知、早期対応につなげるのは都道府県、保健所設置市の役割です。逆にこうした行政機関では個別の協力薬局での処方箋枚数の情報はむしろ不要で、地域の状況を把握することが重要です。そこで還元画面も図38の形で、地域の情報のみを提供しています。

前述したように２００９年４月現在新型インフルエンザ早期探知システムとして

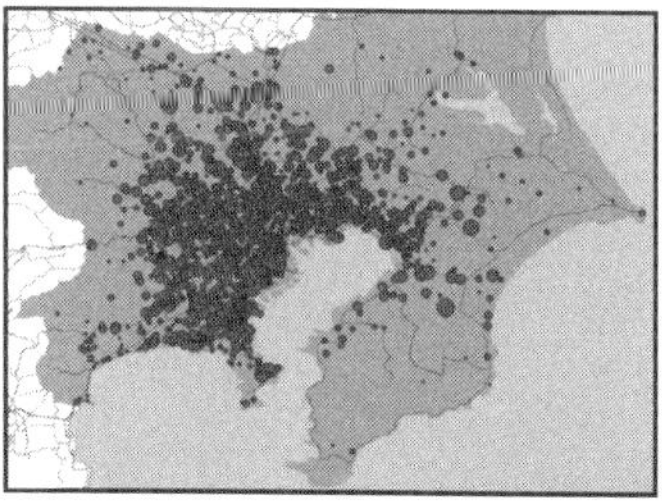
対策をした場合
41日目

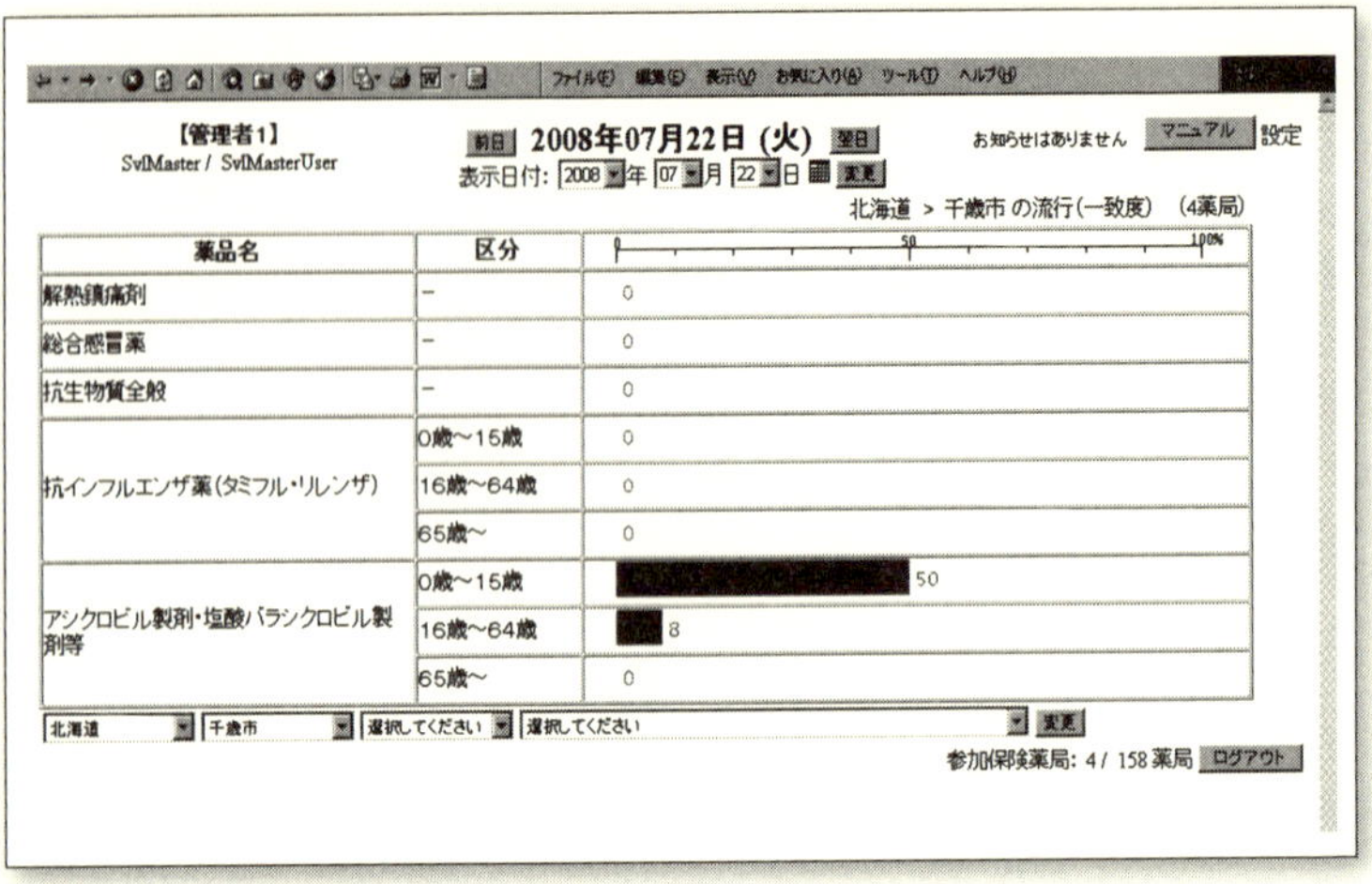

図 38　都道府県・保健所からの参照画面

稼働しているのは、薬局サーベイランスのみです。しかしながらそれ以外にも、新型インフルエンザ早期探知システムとしての検討、実験が進められています。いわば数年後の本格稼働を目指しての開発です。ここでは、その中でも可能性の高い救急車搬送と学校欠席者を情報源とするシステムをご紹介しましょう。

救急車搬送サーベイランス

薬局サーベイランスは全国をカバーできるという点で、現時点で唯一の実施可能な症候群サーベイランスとして実施されていますが、反面、全薬局をカバーすることは非常に難しく、その意味で「もれ」が生じる可能性は否定されません。つまり、（新型）インフルエンザの患者が急増したにも関わらず、その地域にはサーベイランスを実施している協力薬局がない、あるいは協力薬局以外の薬局で患者さんが薬剤の提供を受けた場合には、薬局サーベイランスは感知しません。医療機関におけるサーベイランスでも同様の問題点は避けがたいものです。その欠点を埋めると期待され、また整備が進められているのが「救急車搬送サーベイランス」です。

救急車搬送サーベイランスは、消防機関が提供している公共サービスですので、その管内での事案についてはすべて対応されるために、先程のサーベイランス上の「もれ」はありません。その意味で理想的な情報源と言えるでしょう。また、救急車搬送の記録も多くの消防本部では電子的に記録されており、その意味でも医療機関よりも優れた情報源であると言えるでしょう。またその情報の有用性はすでに東京消防庁での10年間の搬送記録から精査され、立証されています（文献２）。

しかしながら難点は、何よりも現在の段階でまだ全国的な構築が進んでいないことです。現在は、東京消防庁も含め10カ所の消防本部で実施されていますが、全国８００カ所の消防本部すべてに対応させないと、どこで発生するか分からない新型インフルエンザあるいはバイオテロの早期探知は望めません。その意味でもまだ実験段階にあると言えるでしょう。しかしこれも時間の問題で、２００９年度内には

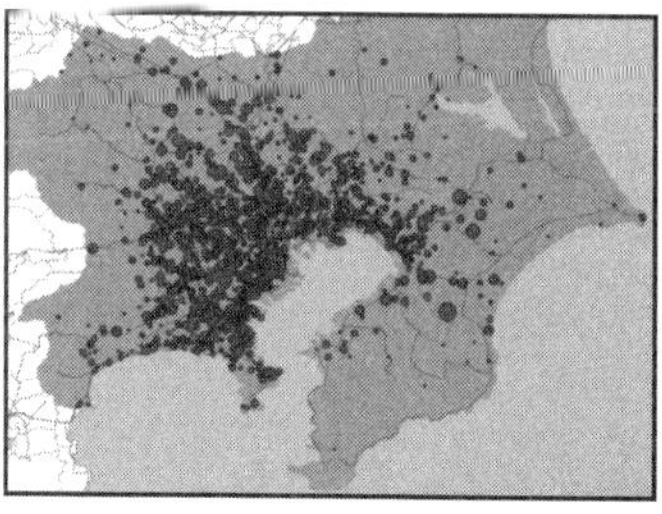

対策をした場合

43日目

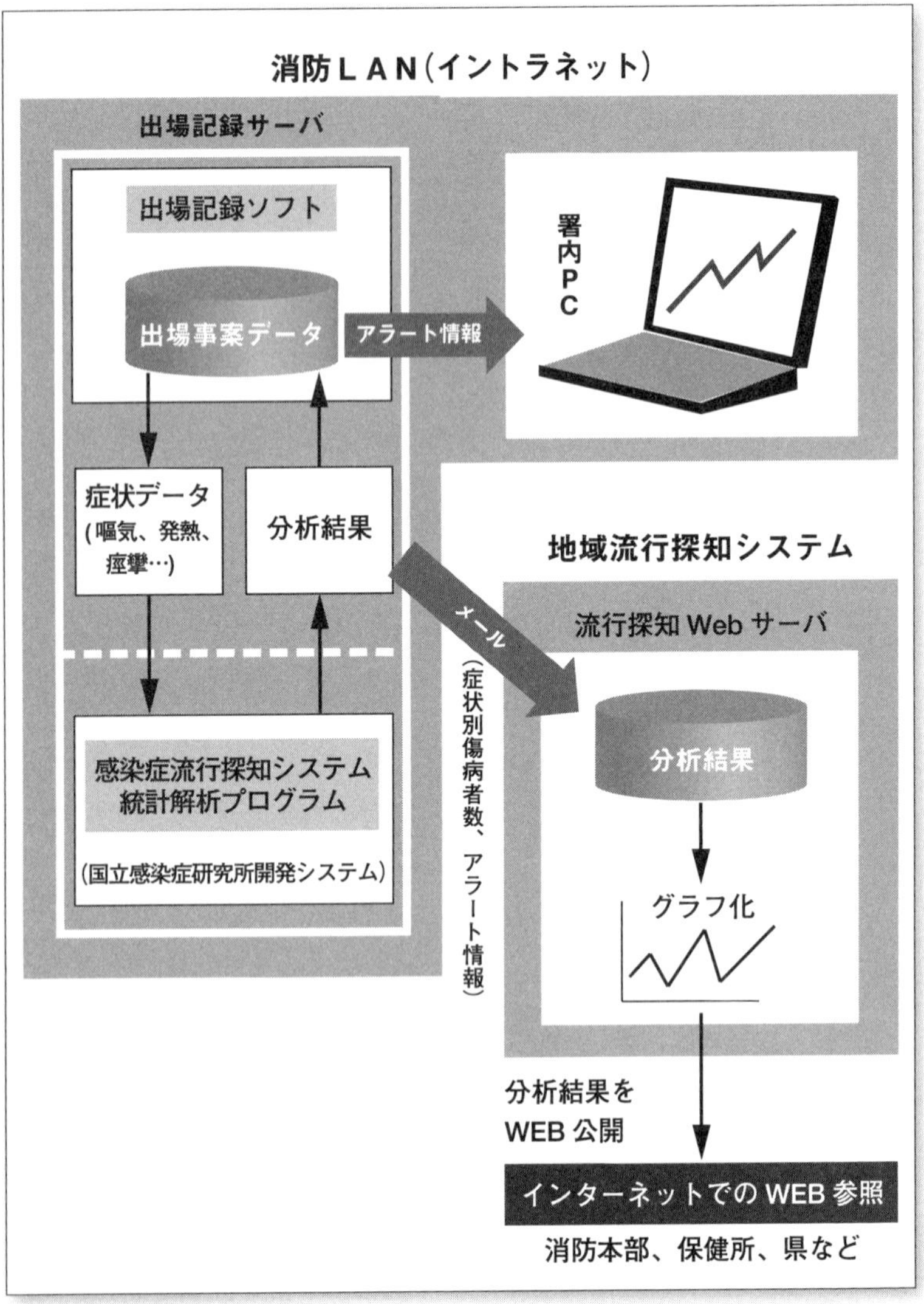

図 39　救急車搬送サーベイランスシステム構成

一層拡げ、数年内には全国をほぼカバーできるのではと期待しております。そうなれば薬局サーベイランスと並んで有力な早期探知システムとして機能すると期待しています。それまでに新型インフルエンザが発生しなければいいのですが。

北海道洞爺湖サミットの際にも、救急車搬送サーベイランスは実施されました。会場の洞爺湖町を管轄する西胆振消防本部では全自動で実施されました。また、全国からの応援の救急隊においても全自動で実施されました。しかしながらその周辺の、室蘭市、苫小牧市、登別市、千歳市、札幌市、小樽市、羊蹄山ろく各消防本部、消防局では、準備不足ために全自動での実施は間に合わず、手入力で実施されました。前述したようにサミットに関連して多くの症候群サーベイランスが実施されましたが、中でも迅速性、広域性という意味から最も高い評価を得ました。

概要を図39に示しました。左側の枠は消防本部内でのイントラネットの範囲を示しており、そこで1時間おきに過去24時間の症状別の搬送数の勘定を行います。個人情報を含まない勘定された結果のみを暗号化した上で安全な通信方法で消防本部の外部サーバに通信します。外部サーバではそれを解読、格納し、過去の同じ消防

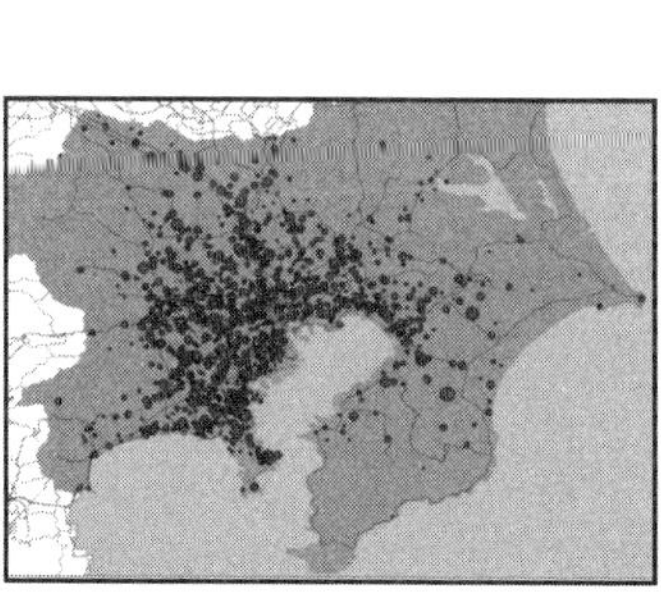

対策をした場合
46日目

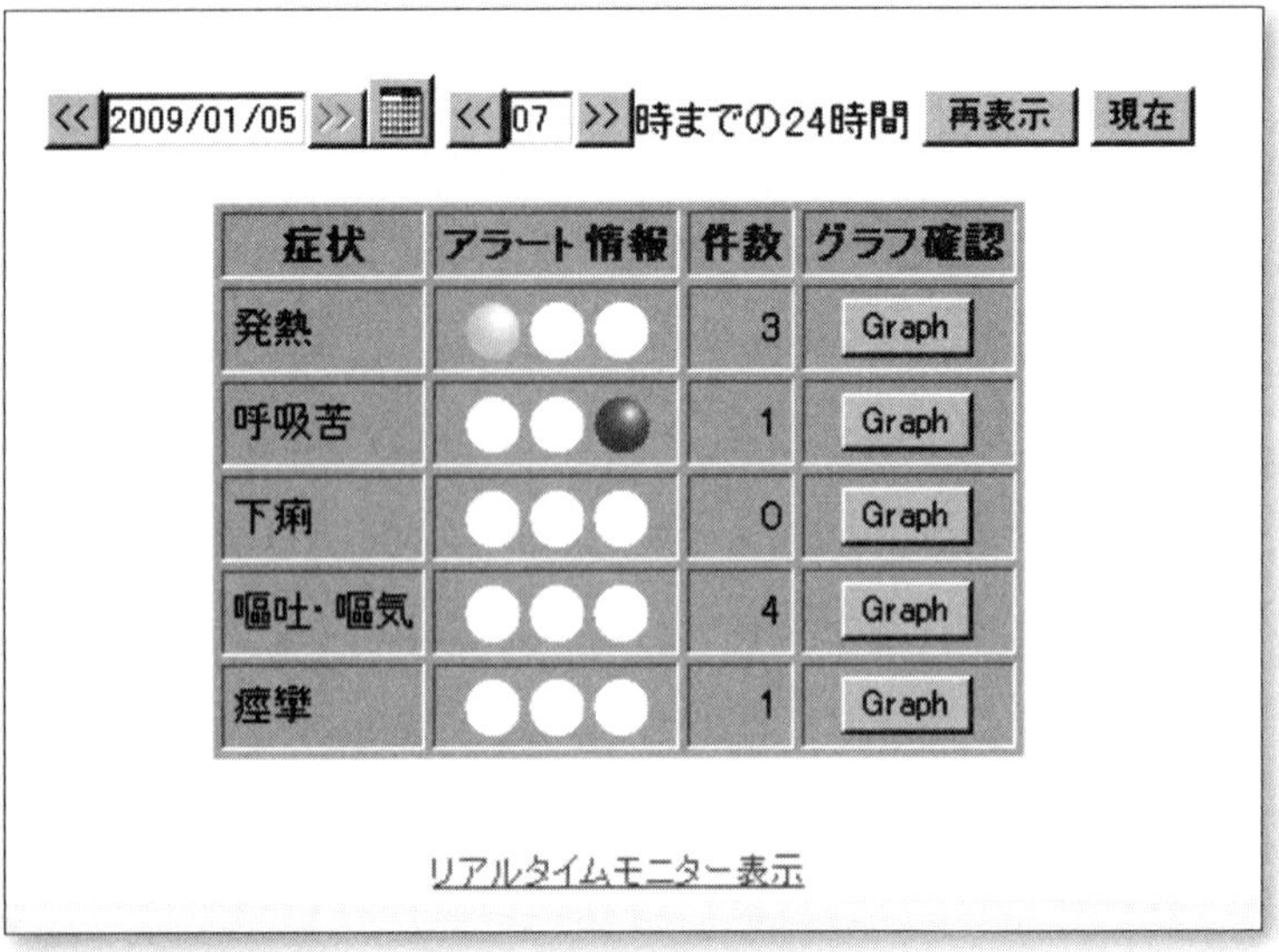

図 40　救急車搬送サーベイランスシステム還元画面

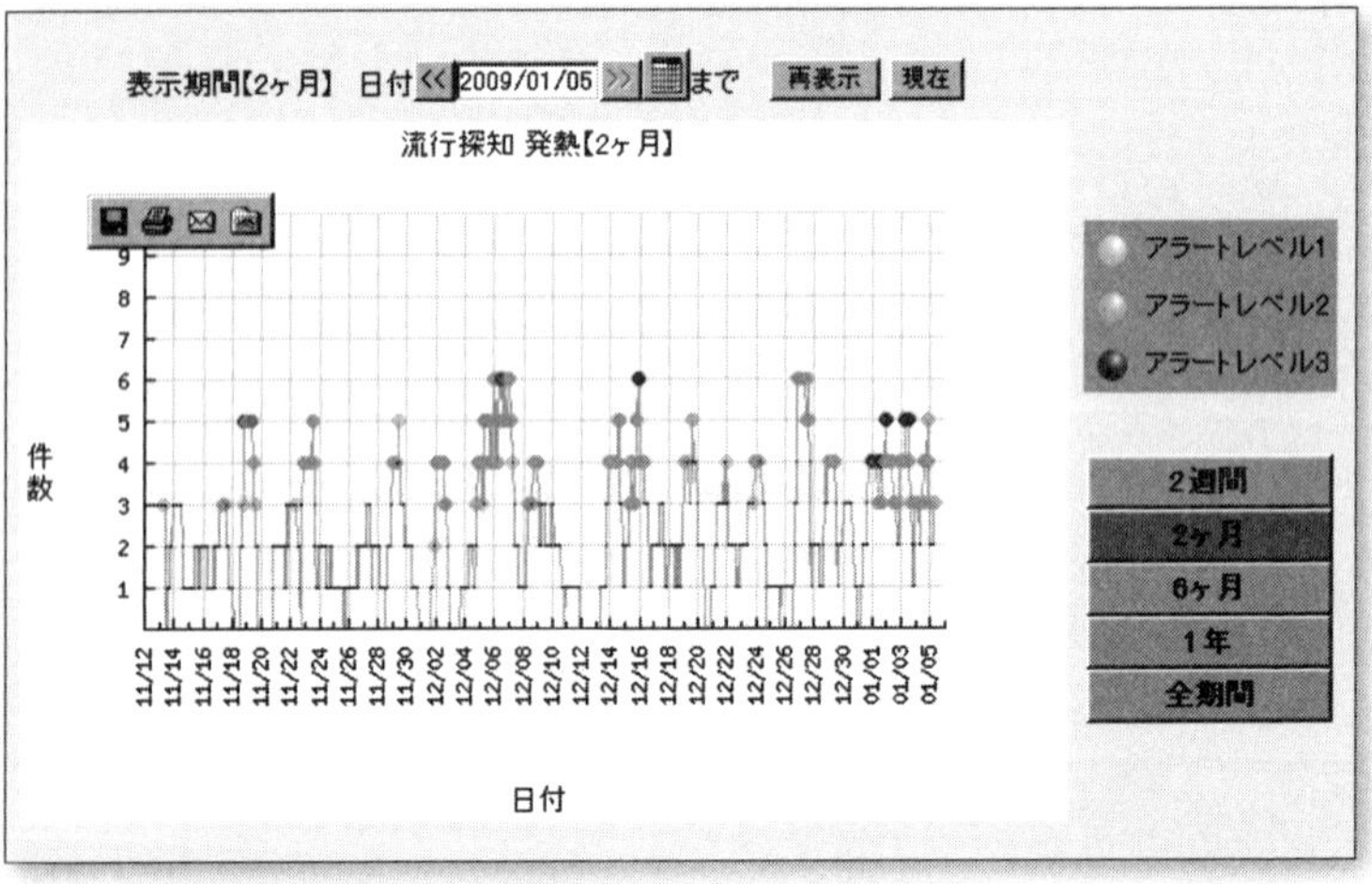

図 41　救急車搬送サーベイランスシステム還元画面

本部の同じ季節、同じ曜日、休日との関係を考慮して、その消防本部の例年と比べて異常に多いかどうかを自動的に判断して、その結果および症状別の搬送数を、ＨＰを通じて当該消防本部はもちろんのこと、保健所や都道府県庁の感染症対策部門に知らせる、という枠組みです（図40）。また、過去の状況もグラフで参照できます（図41）。

２００９年３月現在では東京消防庁を含む五つの自治体でこのシステムが稼働しており、その有用性が検討されています。感染症は自治体の範囲を超えて拡がるので、本来であれば隣接する消防本部、あるいは都道府県全体、あるいは都道府県も含めたより広域での状況監視が理想です。最終的には全国の状況を一元的に監視するシステム作りが最終目標になるでしょう。現時点では目標ははるか先ですが、それに向けての地道なシステム構築、検討の積み重ねがなされている段階です。今ただちに新型インフルエンザの早期探知システムとしての実用化は難しいですが、２年後、３年後を目標にしての検討、整備が進められているところです。

学校欠席者サーベイランス

季節性インフルエンザやはしかによる学級閉鎖は新聞やテレビでも報道され、その流行を知る（現時点では）もっとも迅速な手段としてなじみ深いです。しかしな

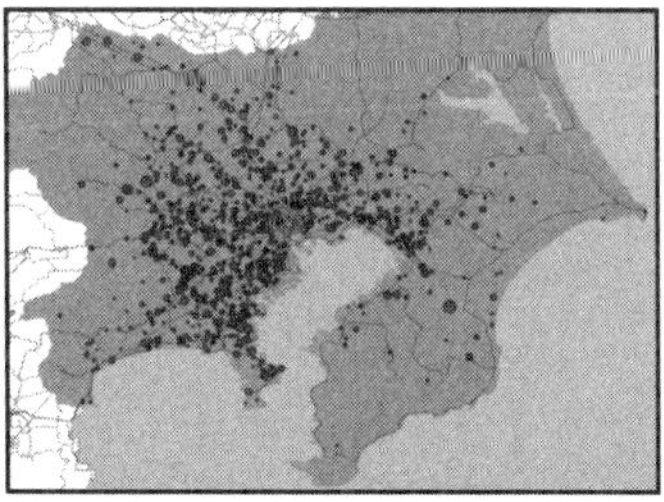

対策をした場合

49日目

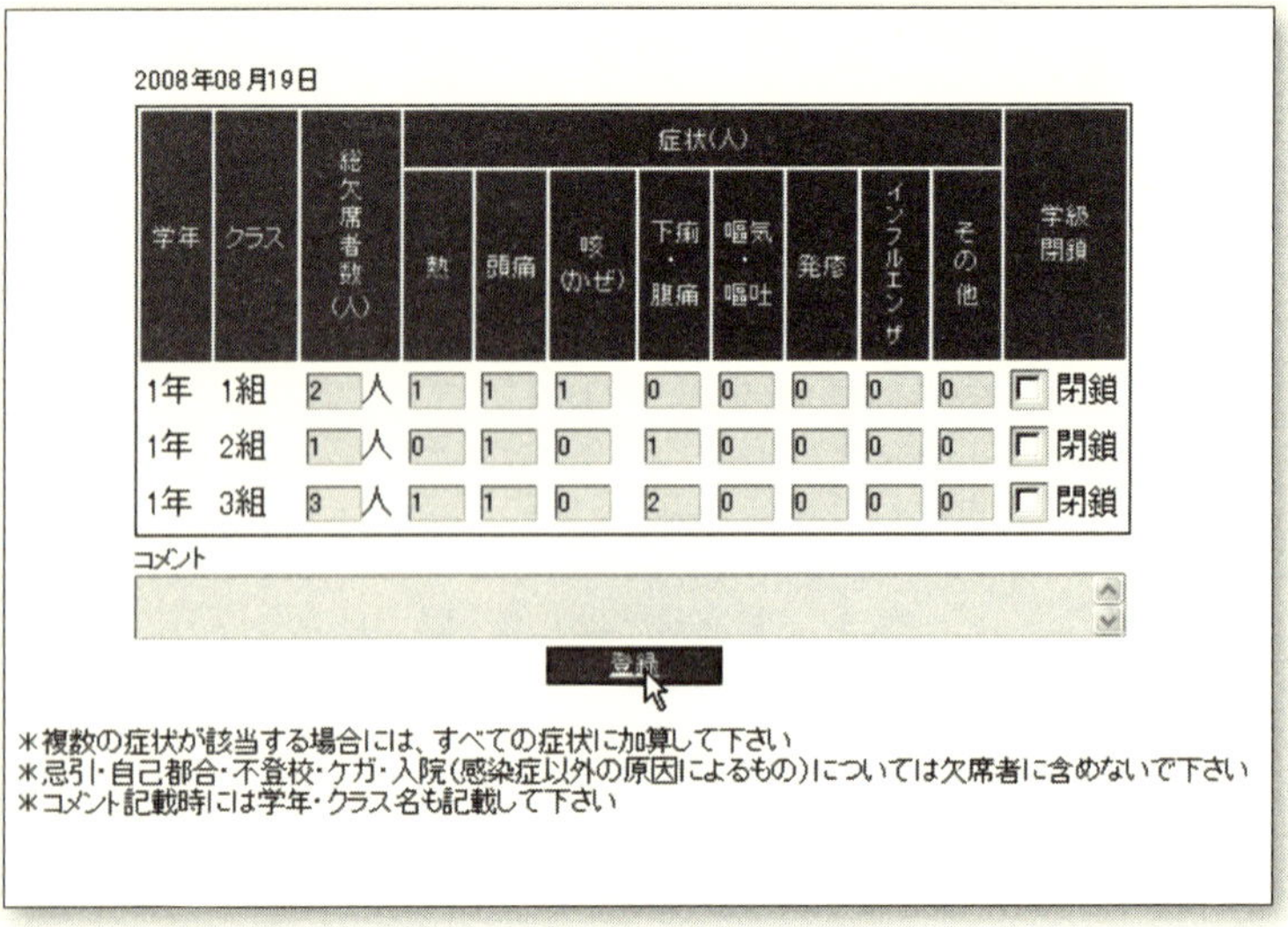
2008年08月19日

学年	クラス	総欠席者数(人)		症状(人) 熱	頭痛	咳(かぜ)	下痢・腹痛	嘔気・嘔吐	発疹	インフルエンザ	その他	学級閉鎖
1年	1組	2	人	1	1	1	0	0	0	0	0	閉鎖
1年	2組	1	人	0	1	0	1	0	0	0	0	閉鎖
1年	3組	3	人	1	1	0	2	0	0	0	0	閉鎖

コメント

登録

＊複数の症状が該当する場合には、すべての症状に加算して下さい
＊忌引・自己都合・不登校・ケガ・入院(感染症以外の原因によるもの)については欠席者に含めないで下さい
＊コメント記載時には学年・クラス名も記載して下さい

図 42　学校欠席情報収集システム入力画面

がら学級閉鎖は児童生徒の約3割の欠席がだいたいの基準とされており、確かに流行のピークをとらえるのには有効だとは思われますが、その流行拡大の立ち上がりを早期探知するという意味では遅いのです。そこで学校においてその欠席者の状況をwebに入力して頂き、それを校医、医師会、教育委員会、保健所など関係機関で情報共有する迅速把握システム「学校欠席者サーベイランス」を開発し実証実験が進められています。これはもちろん新型インフルエンザの早期探知に有用であるばかりでなく、日常的な季節性インフルエンザ、感染性胃腸炎、あるいは食中毒の探知にも有用だと期待されています。

　有事に予定通りに動くためには平時に役

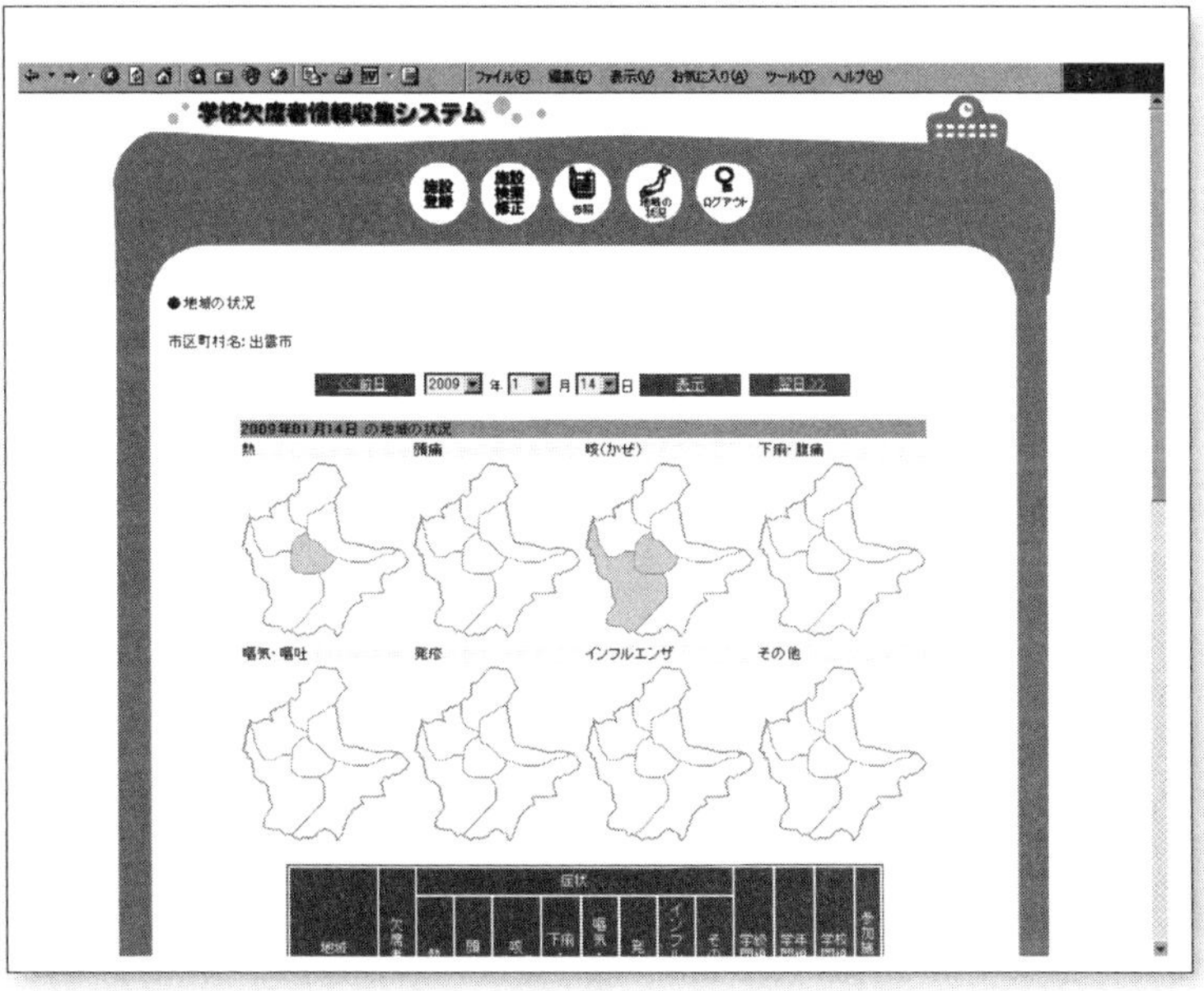

図 43　学校欠席情報収集システム還元画面

立つ物でなければなりません。具体的には、図42のような形式で学校から毎日各クラス毎症状別の欠席者数を入力して頂きます。それが、たとえば中学校区ごとに地図上、あるいは表として表記されます（図43）。このシステムは日本学校保健会と国立感染症研究所が共同で開発、普及に努めています。2009年3月現在では、小中学校、保育園を中心に40校園で運用されています。今後急速に増えると期待されています。

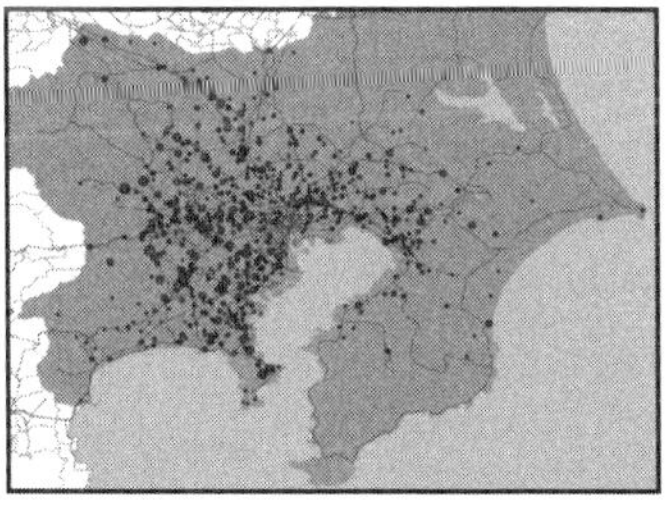

第10章 新型インフルエンザへの対策——その他

前章まで、新型インフルエンザの拡がり方とその対策について、シミュレーションを用いて評価してきました。本書で検討した対策は、現在考えられている対策のすべてではもちろんなく、今回触れることのできなかった対策も少なくありません。最後の章では、重要であるにもかかわらず、ここまでの検討から抜けおちている対策について、考えていくことにしましょう。

ワクチン

重要な対策でありながら、本書で検討していない対策の最たるものはワクチンでしょう。季節性インフルエンザのワクチンの予防接種は毎年多くの人が接種し、近年では35％を超えています(文献1)。それだけなじみ深いことは間違いありません。新型インフルエンザに対しても、もちろんワクチンの開発、生産体制の整備が進められています。しかしながらパンデミックを引き起こす新型インフルエンザのウイルスはまだ発生しておらず、それに対するワクチンを作ることはできません。

　そこで、二つの戦略がとられています。

　一つはこれまでに鳥インフルエンザが発生したインドネシア、ベトナム、中国での鳥インフルエンザウイルスに対するワクチンを作るというものです。これは「プレパンデミックワクチン」と呼ばれ、すでに2000万人分の生産が完了しています。もう一つの戦略は、パンデミックが発生してから作るそのウイルスに対するワクチンで、「パンデミックワクチン」と呼ばれています。後者は、本当の意味でのパンデミックを引き起こした新型インフルエンザに対するワクチンです。

　プレパンデミックワクチンは、新型インフルエンザが発生する前の現在においても、開発、生産、接種ができるという意味で優れていますが、パンデミックを引き起こすウイルスに対するワクチンではありません。当然ながらヒトの世界に侵入するに際して、ウイルスが変異して初めて侵入を果たすために、プレパンデミックワクチンを接種していれば感染を防げる、という効果は期待できません。おそらくは、プレパンデミックワクチンの接種によって、重症化や死亡を抑制するのでは、と期待されています。

　一方、パンデミックワクチンはプレパンデミックワクチンよりは効果的であろうと期待できるものの、新型インフルエンザが発生してからの開発、生産になるため

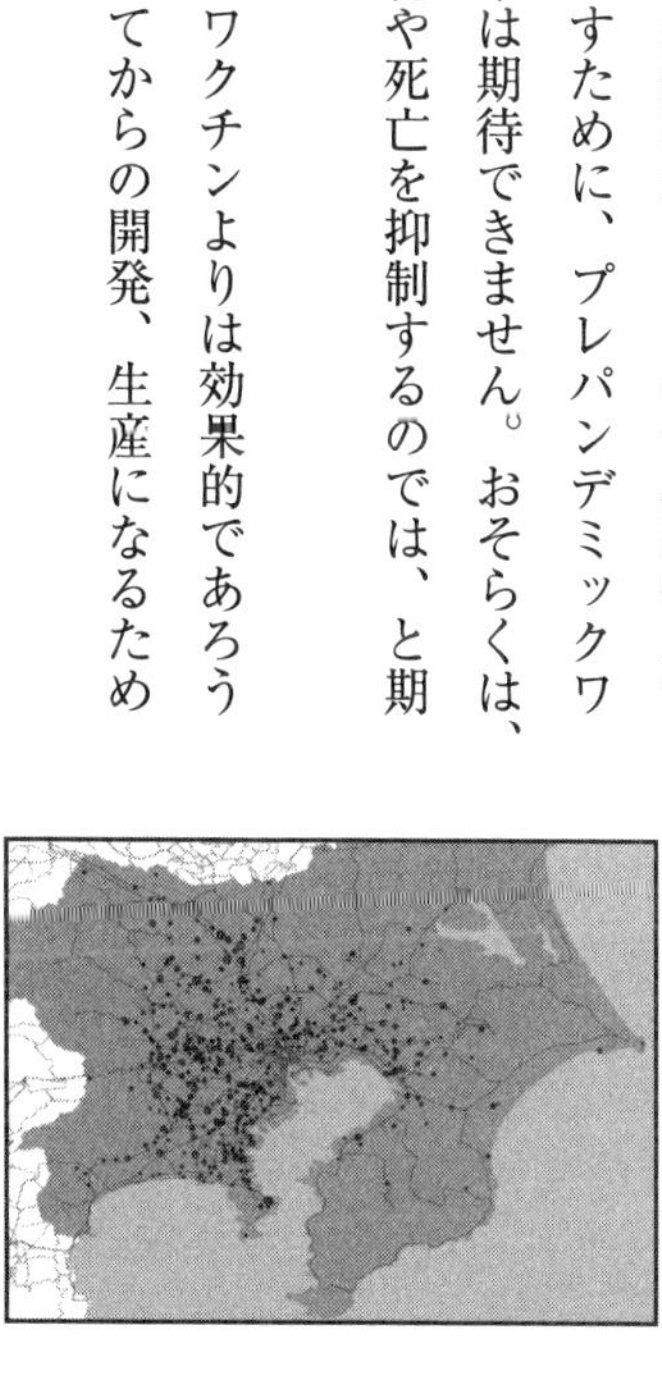

対策をした場合
55日目

に、国民に届くには少なくとも半年はかかります。第3章で見たような海外でのパンデミック発生とほぼ同時に国内に侵入することが想定されますが、その場合には、パンデミックが終わってからパンデミックワクチンの接種が始まることになります。もし仮に国内への侵入が半年以上遅れれば、パンデミックワクチンは間に合います。しかしながら半年以上国内への侵入が遅れることは考えにくいです。SARSの日本国内での発生がなかったのは単なる偶然にすぎません。新型インフルエンザの場合には偶然を期待することはできません。

もちろん結果的にワクチンや抗インフルエンザウイルス剤が間に合い効いてくれればそれに越したことはありませんが、間に合わなかった場合、効かなかった場合も想定して、事前の対策を準備しておく必要があります。

マスク

マスクが感染予防の決め手となるとして備蓄を進められているご家庭や企業もあるでしょう。実際に新型インフルエンザ専門家会議でも、「新型インフルエンザ流行時の日常生活におけるマスク使用の考え方（案）」（2008年9月22日）において、次のように記されており、また備蓄の目安が示されています。

1. 症状のある人が、咳・くしゃみによる飛沫の飛散を防ぐために不織布製マスクを積極的に着用することが推奨される（咳エチケット）。

2. 不織布製マスクのフィルターに環境中のウイルスを含んだ飛沫がある程度は捕捉されるが、感染していない健康な人が、不織布製マスクを着用することで飛沫を完全に吸い込まないようにすることはできない。よって、咳や発熱などの症状のある人に近寄らない（2m以内に近づかない）、流行時には人混みの多い場所に行かない、手指を清潔に保つ、といった感染予防策を優先して実施することが推奨される。

3. 不織布製マスクのほとんどは諸外国で生産され、輸入されているため、新型インフルエンザ流行前に準備しておくことが推奨される。流行期間に応じたある程度の不織布製マスクの備蓄を推奨する。

2.と3.は健康な方、まだ感染していない方がする予防的な意味でのマスクです。そもそも2m以上離れていればマスクがなくとも感染のリスクは低いので、マスクはあくまでもその補助的な手段であり、その意味においては有効であるということです。

また、1.は決して「咳をしている場合にはマスクをして外出しましょう」とす

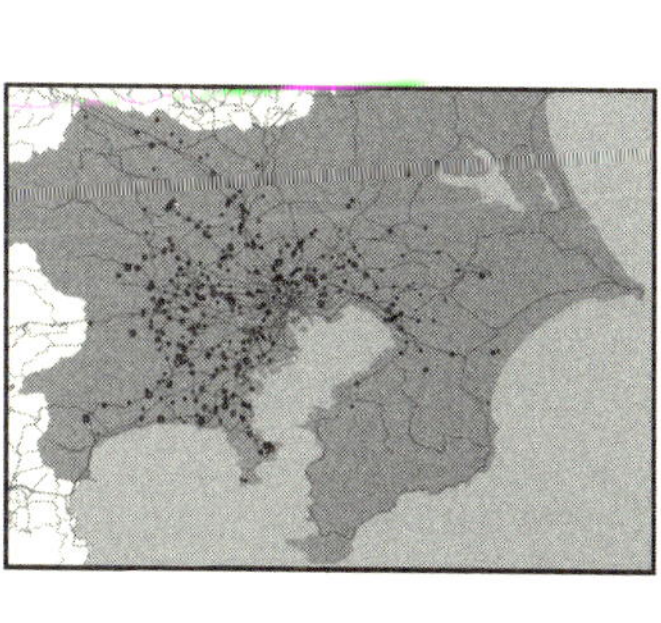

対策をした場合

58日目

る「咳エチケット」を強調しているわけではありません。その理解の仕方として誤解があるようです。「咳エチケット」は季節性インフルエンザに対しては当然です。まさに、周りの人にうつさない配慮はされるべきです。

しかしながら、パンデミックの際には逆です。つまり、パンデミックの際には、咳をしていたら外出しないのが大原則です。これまで本書で何度も強調してきたように、新型インフルエンザのパンデミックと季節性インフルエンザでは、周りの人にうつすということの意味がまったく違います。

パンデミックの際には、「咳をしている場合にはマスクをして外出しましょう」ではなく、「咳をしている人は外出しないでください」です。ただどうしても、食料品の確保などでやむを得ず外出する際にはマスクをした上で、隣人との距離を1m以上取るようにする。それがパンデミックの際のあるべき「咳エチケット」というよりもむしろ「エチケット」でしょう。

すべての対策の同時実施

これまでは対策を個別に検討してきました。その対策の有効性を確認するにはそれは適切でしたが、実際には効果的なすべての対策が同時に実施されるでしょう。その対策の組み合わせによっては、相乗効果もあるでしょうし、逆に相殺する可能性もあります。本書の最後として地域封

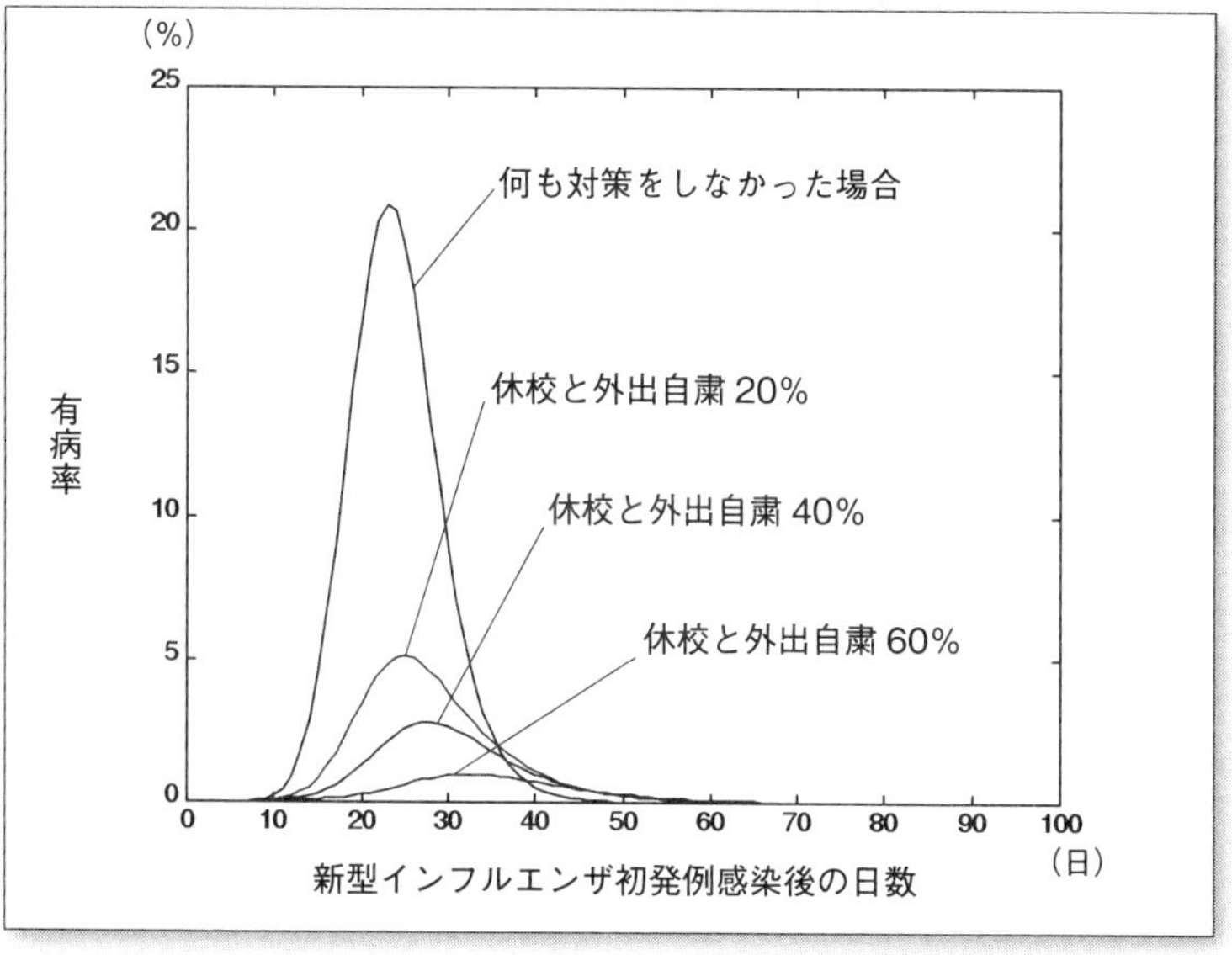

図44　すべての対策を実施した場合

鎖は別として、休校、外出自粛、患者家族の予防投薬をすべて実施した場合に最大限どこまでの効果が期待できるのか検討します。もちろん、対策開始のタイミングはこれまで同様初発例（最初の患者）の感染7日目とします。

首都圏での結果を図44にまとめています。これによると外出自粛率が40％の場合には罹患率は10・2％に、外出自粛率が20％の場合でも罹患率は16・9％まで下げることができます。60％の外出自粛率が実現すれば罹患率はさらに低下して

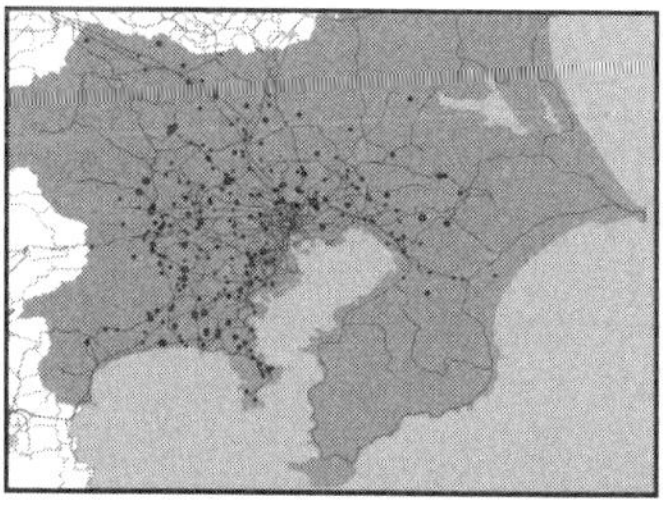

対策をした場合

61日目

4・54％まで下がります。また、たとえ外出自粛率が20％であったとしてもピーク時の有病率は5％程度であり、その倍を欠勤率としても最大でも10％です。決して低い数字ではありませんが、混乱は避け得る割合だと思われます。60％の外出自粛率が実現すれば、ピーク時の有病率は1％未満、欠勤率も2％未満となり、現状においても社会的な混乱を引き起こさないと予想されます。罹患率が10％というのは第1章でも見たように季節性インフルエンザ相当なので、医療機関の破たんや社会機能の低下という事態は避けられるでしょう。したがって、適切に対策を組み合わせて実施することによって、新型インフルエンザのパンデミックの影響を最小化することは可能だと結論づけられるでしょう。

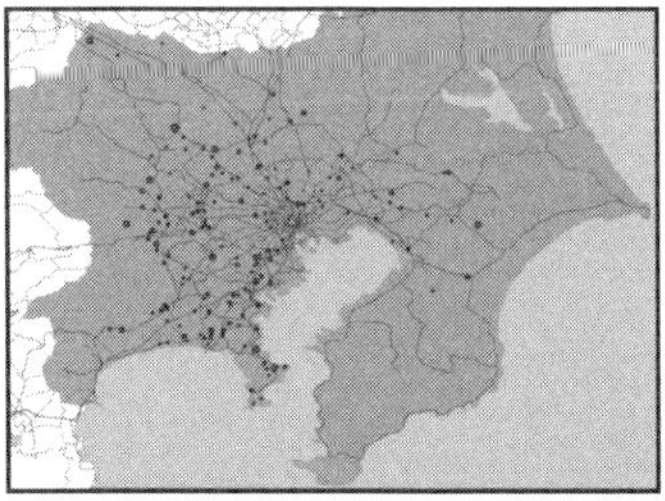

対策をした場合

64日目

おわりに

新型インフルエンザについての数理モデルを使ったシミュレーションが、Science や Nature といった一流雑誌に掲載された2005年ころ、私どもも同じような、しかしサイズは幾分小さな90万人都市でのｉｂｍモデルを使って試行していました。本書を読んでくださった方はすでにおわかりだと思いますが、タイの農村モデルをそのまま日本にあてはめるわけにはいかないので、日本の都市特有の電車の走る都市モデルを構築したものの、それでも現実性があるのだろうか、という自らの疑問から次の方策を考えていました。欧米ではｉｂｍモデルのために多額な予算がついて全人口の行動パターンを作成して計算をするという話も聞いていましたが、日本で同じような何億円という予算がつくとはとても思えませんでした。

そのような中、全人口の行動パターンを作成しなくても、日本には都市計画のためのパーソントリップデータがあることに着目しました。その所管である東京都市圏交通計画協議会に何度か行きました。担当は都市計画の部署なので、感染症とは、新型インフルエンザとは、パンデミックとは、といった説明をしなければなりませんでしたが、担当者は私どもが何をしたいのかを理解してくださいました。

何度かの打ち合わせの後のことです。「ところで、この感染症のシミュレーションは、交通政策のどのようなことに役立ちますか」と尋ねられました。そもそもパーソントリップ調査は、都市計画における道路混雑の社会的な問題に対して、どこにどのような交通政策が必要なのかという求めに応じて行われています。少なくとも、これまで行われた首都圏での4回の調査では感染症対策という目的はありませんでした。担当者の質問に対して私どもは、「感染症対策の一つとして、鉄道を止める、もしくは鉄道の乗車の人数を制限させるという交通政策をしないといけないかもしれません」と、苦し紛れに答えました。その時の担当者に、これまでの鉄道をどこに作るかという政策に対して、その逆説的な私どもの考えを理解していただき、データ貸与の手続きが始まりました。その後、２００８年度から国土交通省の国土交通政策研究所との共同研究で鉄道の輸送人員を抑制するシミュレーションをすることになるとは、その頃は思いもしませんでした。

シミュレーションは、首都圏を対象としたプログラムを作成することから始まりました。88万人が88万人と出会うかどうかを計算させるので、流行の立ち上がり10日間を精密に行うことにとても時間がかかるものでした。1回のシミュレーション

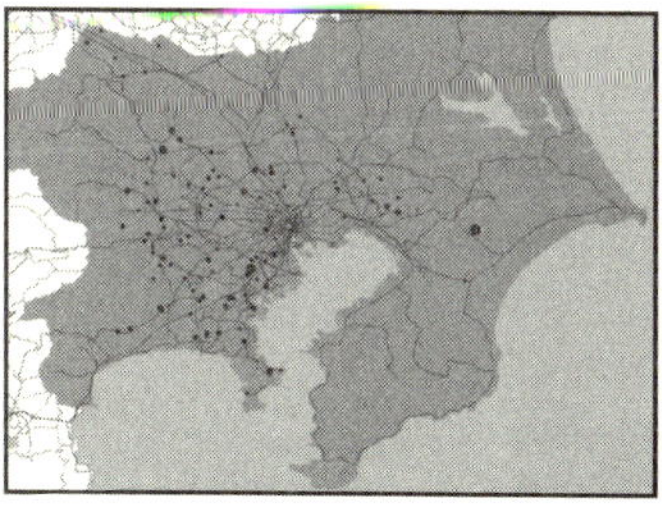

対策をした場合

67日目

に1カ月、2カ月とかかりました。しかし、欧米のような大がかりな高価なスーパーコンピュータを使うこともなく、今ある資源を活用することで始まりました。

よく、「シミュレーションをしているところを見せてください」とおっしゃってくださる人がいますが、職場の机の下にあるパソコンを指して「これが24時間2カ月動いているだけです」と説明すると驚かれていました。もし、このパソコンが数台、数十台あれば、同時に計算することができるのですが、予算がなくて……、と心の中で、苦笑いしていました。

最初の首都圏シミュレーションの計算結果が出て、それを地図上で表現できたとき、初発例からの感染拡大は、初発例から近い範囲のみではなく首都圏全域に拡がっており、私どもも驚きました。そして、そのころの対策計画では、初期封じ込めが最善策で地域封鎖をするという計画が前提になっていましたが、それはおそらくはできないだろうと直感的に理解できました。欧米のシミュレーションでは、実際のデータに基づいていないために地図上での表現は後から加工したものになりますが、日本ではそもそもデータ上のシミュレーションであるために人々の行動、所在が分かるという最大のメリットがあり、地図上での表現が可能となりました。シミュレーションを説明する際にこのような地図上での表現が、自治体の対策に役立っていただける一方で、地図上での拡がりの視覚的なインパクトだけを着目する人、対策を何もしなかった場合の拡がりだけを取り上げるメディアの記事を引用する人がありました。本書においては、紙面の都合上、すべての対策を同時に見ていただくことは難しいので、地図上のシミュレーションの結果は、ホームページ（http://syndromic-surveillance.net/simulation/pandemic/）の方で公開しております。内容も随時更新していく予定です。

その後、大都市圏のみならず、地方都市でもシミュレーションをさせていただき、地域によって特徴があることや、初発例の行動によってその後の拡がり方の違いがあることも分かりました。それぞれの自治体の住民には、交通網の違いによる社会の密度の違いがあるだけではなく、生活スタイルや家族構成の違いがあるので、重点課題となる対策も異なってきます。そうした自治体ごとの特徴を取り入れることができるシミュレーションができるようになってきました。

新型インフルエンザの対策として、欧米ではシミュレーションが国の計画に取り入れられています。そのことを理解し日本でも必要だと言ってくださる有識者の先生方、実際にシミュレーションを通して対策方針を立てることを理解されていた自治体の方々によって、首都圏以外でのシミュレーションや対策を実施した場合のシミュレーションも実施できるようになりました。シミュレーションは、計算をすることだけが目的ではなく、様々な対策を実施して、その結果を議論することに意味があります。

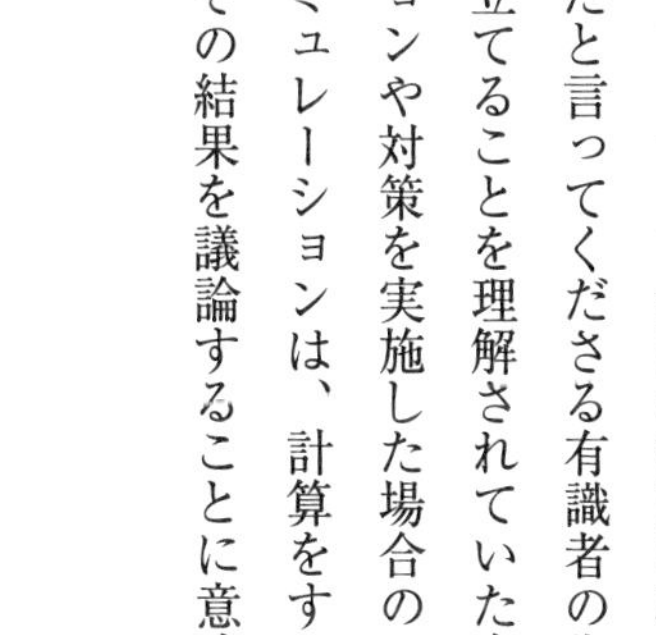
対策をした場合
70日目

私どもの職場では、シミュレーションをすることに理解があり、シミュレーション計算結果を解釈し、対策立案に役立てようと理解するチームがありました。本書があるのもこのチームの後ろ盾のおかげであることを大変に感謝しております。

はじめに、国立感染症研究所感染症情報センターの岡部信彦センター長のご指導に感謝しております。岡部センター長は、自由に課題を追求することに多大なご理解があり、感染症対策の中にそれまで日本では行われていなかった、数理モデルや医療経済学の必要性を認めてくださっています。そして困ったときには一緒に戦ってくださり、一緒に笑ってくださり、自由には責任があることを教えてくださっているのも岡部センター長です。

次に、私どもが所属する感染症情報センター第一室（感染症対策室）谷口清州室長のご指導に感謝しております。谷口室長も、シミュレーションの必要性だけではなく、それを用いての対策計画についてご支援いただいています。

また、第二室（発生動向調査室）多田有希室長、第三室（予防接種室）多屋馨子室長には、同じようにご支援いただき感謝しております。第二室の安井良則主任研究官には研究の必要性にご尽力いただき感謝しております。また、第一室、各室の主任研究官、研究員、非常勤研究員の皆様に感謝しております。

本書でご紹介したシミュレーションを構築するにあたって、特にＰＴデータの貸与手続きにご尽力いただきました各地の交通計画協議会、国土交通省の皆様のご理解ご協力に感謝いたします。第三章での検討にあたっては、ＩＣＡＯのデータをご提供いただいた国土交通省航空局、および国土交通政策研究所のご協力に感謝いたします。

２００９年3月　大日康史・菅原民枝

〔本書は、作成時（２００９年4月20日）現在での見通しについてまとめたもので、その後の知見の蓄積、状況の変化、政策や見解の改訂は反映されていません。本書はあくまでも筆者らの個人的見解で、国あるいは国立感染症研究所の見解ではありません〕

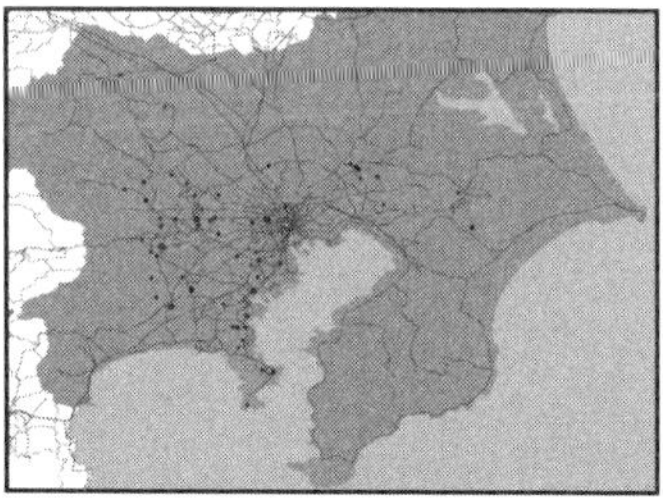

対策をした場合

73日目

追記

国立感染症研究所の建物に入る道路沿いは、ゴールデンウイークにはサツキが満開になります。2009年は、テレビの報道で建物が映されるたびに、一部咲きから満開になっていく様子を知りました。メキシコでの豚インフルエンザA／H1N1のヒトからヒトへの感染が確認されてから、私どもにとってあたりまえであった風景を感じる暇もなく、あわただしい日々が始まりました。新型のインフルエンザとは、と説明していたころが懐かしいくらい、繰り返し報道がなされました。

植物について、およその開花時期は分かっているものの、正確にいつから咲き始め、いつ咲き終わるのか、人間には分かりません。

感染症についても、およその流行開始時期やパターンが分かっている疾患があります。感染症情報センターでは、感染症の発生動向の患者数サーベイランスを行っていますので、今年は例年に比べて、早いとか遅いとか判断ができます。しかし発生するまでは、いつから発生するのか分かりません。

その時期を知ることができれば、どれだけ対策がしやすくなるでしょうか。

分からないことはほかにもあります。それは、どれくらいの流行の規模になるのかということです。流行が始まって、動向を調査していると、流行の規模が大きいとか小さいとか判断することになります。しかし、発生するまでは分かりません。

人間は、その時期を知ることを許されていませんので、私どもは「備えて待ちながら」が仕事になります。本書でお伝えしてきたシミュレーションや早期探知、経済評価の分野が、感染症対策の政策立案の一助となりますように、この仕事に、使命感を持ちたいと思います。

最後になりましたが、新型インフルエンザの発生にともない一度は完全に断念した筆者に最後までお付き合いいただいた編集者の水野昌彦さん、技術評論社の大倉誠二さんに感謝いたします。

２００９年６月　大日康史・菅原民枝

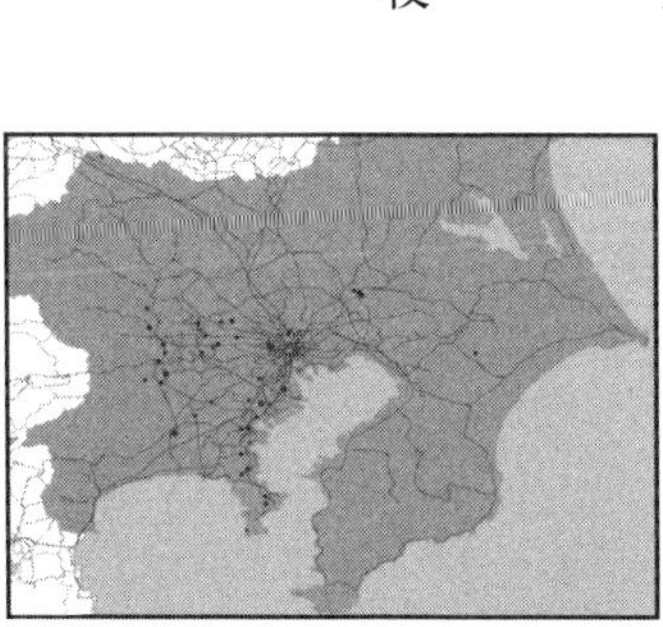

対策をした場合

76日目

第9章

1) 大日康史，山口亮，杉浦弘明，菅原民枝，吉田眞紀子，島田智恵，堀成美，杉下由行，安井良則，砂川富正，松井珠乃，谷口清州，多田有希，多屋馨子，今村知明，岡部信彦「北海道洞爺湖サミットにおける症候群サーベイランスの実施」感染症学雑誌，8(3), pp.236-244, (2008)．

2) 大日康史，川口行彦，他「救急車搬送数による症候群サーベイランスのための基礎的研究」日本救急医学会雑誌，vol.17(10), pp.712-720, (2006)．

3) 菅原民枝，大日康史，重松美加，谷口清州，村田厚夫，岡部信彦「OTC（一般用医薬品）を用いての症候群サーベイランスの試み」感染症学会誌，vol.81(5), pp.235-641, (2007)．

4) Makiko Yoshida, Tamano Matsui, Yasushi Ohkusa, John Kobayashi, Takaaki Ohyama, Tamie Sugawara, Yoshinori Yasui, Tomoko Tachibana, Nobuhiko Okabe, "Seasonal influenza surveillance using prescription data for anti-influenza medications, manuscript".

第10章

1) 大日康史.2008年度インフルエンザ予防接種需要予測，2008年度厚生科学研究医薬安全総合研究事業「インフルエンザワクチン需要予測に関する研究」報告論文，(2009)．

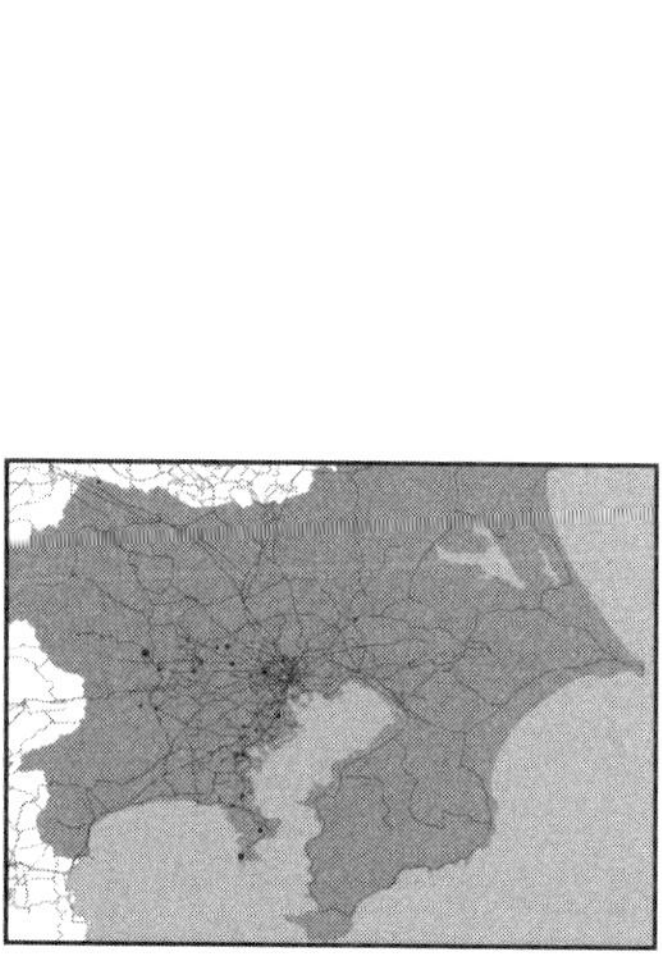

対策をした場合

79日目

309, pp.1083-1087, (2005) .

4) Kandun I. N., Tresnaningsih E., Purba W. H., Lee V., Samaan G., Harun S., Soni E., Septiawati C., Setiawati T., Sariwati E., Wandra T., "Factors associated with case fatality of human H5N1 virus infections in Indonesia: a case series", Lancet 372(9640), pp.744-9, (2008) .

第 8 章

1) Goldman L., Gordon D. J., Rifkind B. M., Hulley S. B., Detsky A. S., Goodman D. W., Kinosian B., and Weinstein M. C., "Cost and health implications of cholesterol lowering", Circulation, vol.85 (5), pp.1960-1968, (1992) .

2) Laupacis A., Feeny D., Detsky A. S., Tugwell P. X., "How attractive does a new technology have to be to warrant adoption and utilization? Tentative guidelines for using clinical and economic evaluations", Canadian Medical Association Journal, 46 (4), pp.473-481, (1992).

3) Nancy D., Parkin D., "Does NICE have a cost-effectiveness threshold and what other factors influence its decisions? A binary choice analysis", Health Economics, 13, pp.437-452, (2004) .

4) Hak E., Buskensn E., "Effectiveness and costs of the Dutch influenza vaccination program, manuscript", presented at Option for the Control of Influenza V, (2003) .

5) George B., Harris A., Mitchell A., "Cost- effectiveness analysis and the consistency of decision making", Pharmacoeconomics, 19, pp.1103-1109, (2001).

6) 大日康史、菅原民枝「1 QALY 獲得に対する最大支払い意思額に関する研究」医療と社会 , vol.16(2), pp.157-165. (2006) .

7) 厚生労働省 , ワクチン産業ビジョン「感染症対策を支え、社会的期待にこたえる産業象を目指して」, (2007) .

8) 大日康史 , 菅原民枝「医療・公衆衛生分野の費用対効果分析」ファイナンシャルレビュー , 財務省, vol.77, pp.164-195, (2005) .

9) 大日康史、菅原民枝「医療・公衆衛生政策における生命価値の算定：諸外国での実用例と日本での研究例」日本リスク研究学会第 19 回研究発表会講演論文集 , Vol.19, Nov. pp.11-12, (2006) .

pandemic in Southeast Asia", Nature, (2005) .
2) Germann, *et al.*, "Mitigation strategies for pandemic influenza in the United States", PNAS (06), pp.5935-5940, (2006) .
3) Ferguson N. M., *et al.*, "Strategies for mitigating an influenza pandemic", Nature, (2006) .

第6章

1) Donnelly C. A., A. C. Ghani, G. M. Leung, *et al.*, "Epidemiological determinants of spread of causal agent of severe acute respiratory syndrome in Hong Kong", Lancet. Published online May 7, (2003) ; http://image.thelancet.com/extras/03art4453web.pdf.
2) 菅原民枝、杉浦正和、大日康史、谷口清州、岡部信彦「新型インフルエンザ流行時における一般住民の外出自粛に関する意識の検討」感染症学雑誌 , 82(5), pp.427-433, (2008) .
3) Cowling B. J., Lau E. H. Y., Lam C. L. H., Cheng C. K. Y., Kovar J., Chan K. H., *et al.*, " Effects of school closures, 2008 winter influenza season, Hong Kong", Emerg Infect Dis, vol.14, No.10, pp.1660-1662.
4) Simon Cauchemez, Alain-Jacques Valleron, Pierre-Yves Boelle, Antoine Flahault, Neil M. Ferguson, "Estimating the impact of school closure on influenza transmission from Sentinel data", Vol 452, 10 April (2008).

第7章

1) Ferguson N. M., Cumming D. A., Cauchemez S., Fraster C., Riley S., *et al.*, "Strategies for containing an emerging influenza pandemic in Southeast Asia", Nature 437, pp.209-214, (2005).
2) Germann T. C., Kadau L., Longini I. M. Jr., Macken C. A., "Mitigation strategies for pandemic influenza in the United States", Proc Natl Acad Sci USA 103, pp.5935-5940, (2006) .
3) Longini I. M. Jr., Nizam A., Xu S., Ungchuask K., Hanshaoworakul W., *et al.*, "Containing Pandemic Influenza at the Source", Science

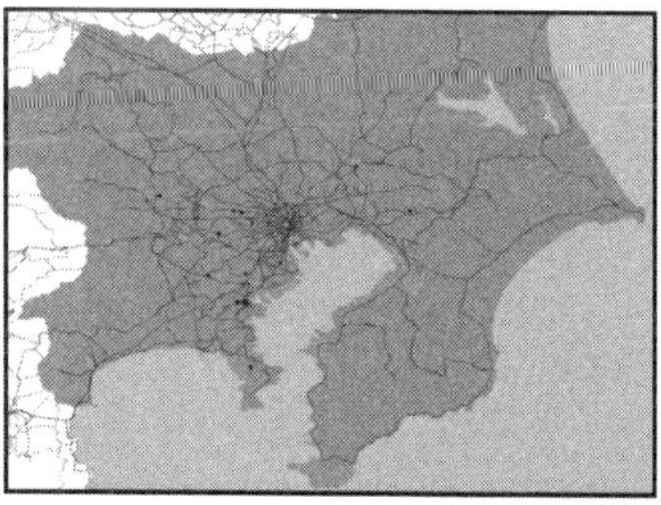

対策をした場合

82日目

e401, (2006) .

第4章

1) 大日康史「新型インフルエンザの拡がり方．数理モデルの応用」臨床と研究，83(12), pp.16-20.

2) Eubank S., *et al.*, "Modeling disease outbreaks in realistic urban social networks", Nature, vol.429, pp.180-184, (2004) .

3) Barrett C. L., Eubank S. G. and Smith J. P., "If Smallpox Strikes Portland…" Scientific American. vol.292, no.3, pp.42-49, (2005) .

4) 七丈直弘：人の移動を考慮した感染シミュレーションモデルの作成，厚生労働科学研究費補助金「生物テロに向けたシミュレーションの構築と介入効果の検討に関する研究」報告書，(2006) .

5) Ohkusa Y., Tamie S., "Application of an individual based model with real data of transportation mode and location to pandemic influenza", Journal of Infection and Chemotherapy, 13(6), pp.380-389 (2007) .

6) 大日康史「individual based modelを用いての公衆衛生的対応能力を明示的に考慮した天然痘対策の評価」平成17年度厚生労働科学研究費補助国際健康危機管理ネットワーク強化研究事業「生物テロに向けたシミュレーションの構築と介入効果の検討に関する研究」研究報告書．

7) 東京都市圏交通計画協議会「東京都市圏パーソントリップ調査ＰＴデータ利用の手引き」(2004) .

8) 日本公衆衛生協会「アジアかぜ流行史」(1960) .

9) Elveback, L. R., *et al.*, "An Influenza Simulation Model for Immunization Studies", Am. J. Epidemiol., 103, 152, (1976) .

10) Longini Jr. I. M., *et al.*, "Containing Pandemic Influenza at the Source", Science, (2005) .

11) Germann, *et al.*, "Mitigation strategies for pandemic influenza in the United States" PNAS (06), pp.5935-5940, (2006) .

12) 国土交通省：第3回全国幹線旅客純流動調査，(2003) .

第5章

1) Ferguson N. M., *et al.*, "Strategies for containing an emerging influenza

pandemic in Southeast Asia", Nature, (2005) .
5) Longini Jr. I. M., *et al.*, "Containing Pandemic Influenza at the Source", Science, (2005) .
6) Germann, *et al.*, "Mitigation strategies for pandemic influenza in the United States", PNAS (06), pp. 5935-5940, (2006).
7) Ferguson N. M., *et al.*, "Strategies for mitigating an influenza pandemic", Nature, (2006) .
8) Ohkusa Y., H. Maeda, K. Aihara, "Evaluation of Pandemic Plan using individual based model", the Joint Meeting of Japan and Korea Biological Mathematics, 2006.
9) Glass R. J., *et al.*, "Targeted Social Distancing Designs for Pandemic Influenza", EID 12(11), (2006) .
10) 大日康史「individual based modelを用いての公衆衛生的対応能力を明示的に考慮した天然痘対策の評価」平成17年度厚生労働科学研究費補助国際健康危機管理ネットワーク強化研究事業「生物テロに向けたシミュレーションの構築と介入効果の検討に関する研究」研究報告書 .
11) 大日康史「individual based modelを用いての公衆衛生的対応能力を明示的に考慮した天然痘対策の評価」医療と社会 , vol.16, no.3, pp.275-284, (2007) .
12) WHO Interim Protocol, "Rapid operations to contain the initial emergence of pandemic influenza", Updated October (2007) .
13) 新型インフルエンザ専門家会議「新型インフルエンザ対策ガイドライン（フェーズ4以降）」, 厚生労働省 , 平成19年3月26日 .

第3章

1) Rvachev L. A., Longini I M Jr, "A mathematical model for the global spread of influenza", Math Biosciences 75, pp.3-22, (1985) .
2) Cooper B. S., Pitman R., Edmunds W. J., Gay N. J., "Delaying the International Spread of Pandemic Influenza", PLos Med 3(6): e212, (2006) .
3) Brownstein J. S., Wolfe C. J., Mandl K. D., "Empirical evidence for the effect of airline travel on inter-regional influenza spread in the United States", PLoS Med 3(10):

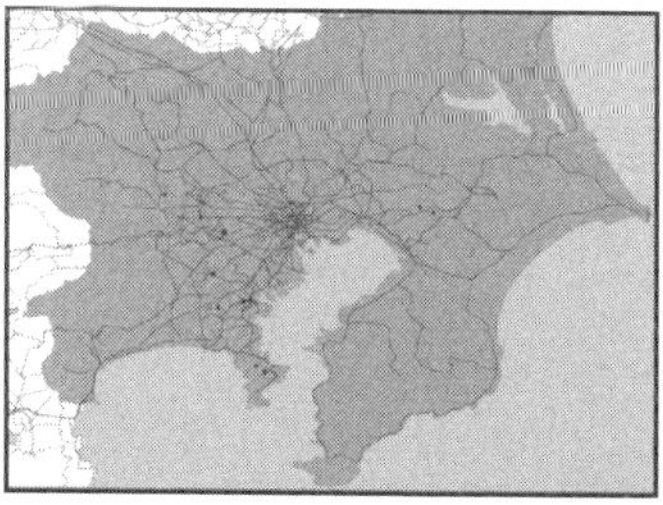
対策をした場合
85日目

参考文献

第１章

1) 大日康史「健康経済学」, 東洋経済新報社 , (2003) .

2) 大日康史 , 他「インフルエンザ超過死亡『感染研モデル』2002/03 シーズン報告」病原微生物情報 ,vol.24(11), pp.8-9, (2003) .

3) 大日康史 , 他「2003/04 シーズンのインフルエンザ流行のインパクト」病原微生物情報 , vol.25(11), pp.8-9, (2004) .

4) 大日康史 , 他「2004/05 シーズンインフルエンザ流行のインパクト」病原微生物情報 , vol.26(11) , pp.293-295, (2005) .

5) 国立感染症研究所感染上情報センター第一室「2006/07 シーズンにおける超過死亡の評価」病原微生物情報 , vol.29(4), pp.105-107, (2008) .

6) Yang Y., Halloran M. E., Sugimoto J., Longini, Jr. I. M., "Detecting human-to-human transmission of avian influenza A (H5N1)", Emerg Infect Dis . Vol. 13, No. 9, September, pp.1348-53, (2007) .

7) Hong Minh Nguyen ," CHARACTERISTICS OF INFLUENZA EPIDEMIOLOGY IN VIETNAM FROM 1996-2005", 修士論文（東京大学医学研究科国際保健学専攻）.

第２章

1) Meltzer M. I., Cox N. J., Fukuda K., "The economic impact of pandemic influenza in the United States : Implications for setting priorities for intervention", Emerg. Infect. Dis., 1999:5(5) .

2) Steven Riley, Christophe Fraser, Christl A. Donnelly, Azra C. Ghani, Laith J. Abu-Raddad, Anthony J. Hedley, Gabriel M. Leung, Lai-Ming Ho, Tai-Hing Lam, Thuan Q. Thach, Patsy Chau, King-Pan Chan, Su-Vui Lo, Pak-Yin Leung, Thomas Tsang, William Ho, Koon-Hung Lee, Edith M. C. Lau, Neil M. Ferguson, Roy M. Anderson, "Transmission Dynamics of the Etiological Agent of SARS in Hong Kong: Impact of Public Health Interventions", Science, Vol. 300. no. 5627, pp. 1961-1966, (2003) .

3) U.S. Department of Health and Human Services, "HHS Pandemic Influenza Plan",　November, (2005) .

4) Ferguson N. M., *et al.*, "Strategies for containing an emerging influenza

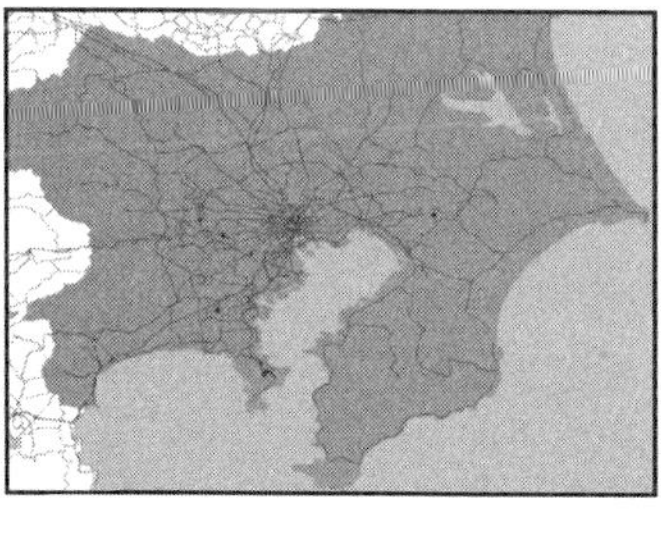

対策をした場合

88日目

索　引

大日康史（おおくさ・やすし）
国立感染症研究所感染症情報センター主任研究官。
1999年大阪大学社会経済研究所助教授。2003年より現職。
経済学博士、医学博士。

菅原民枝（すがわら・たみえ）
国立感染症研究所感染症情報センター第一室（感染症対策計画室）研究員。
2006年国立感染症研究所感染症情報センターリサーチレジデント。2007年より現職。
博士（ヒューマンケア科学）。

● 編集／制作　水野昌彦
● 装丁　横山明彦（WSB inc.）

パンデミック・シミュレーション
—感染症数理モデルの応用—

2009年 9月 5日　初版　第1刷発行
2020年 6月 9日　初版　第4刷発行
著者　大日康史・菅原民枝
発行者　片岡　巖
発行所　株式会社技術評論社
東京都新宿区市谷左内町21-13
電話　03-3513-6150　販売促進部
03-3267-2270　書籍編集部
印刷／製本　日経印刷株式会社

定価はカバーに表示してあります。

造本には細心の注意を払っておりますが、万一、乱丁（ページの乱れ）や落丁（ページの抜け）がございましたら、小社販売促進部までお送りください。
送料小社負担にてお取り替えいたします。

ISBN978-4-7741-3940-1 C3047
Printed in Japan